プロセスモデルで考える摂食・嚥下リハビリテーションの臨床

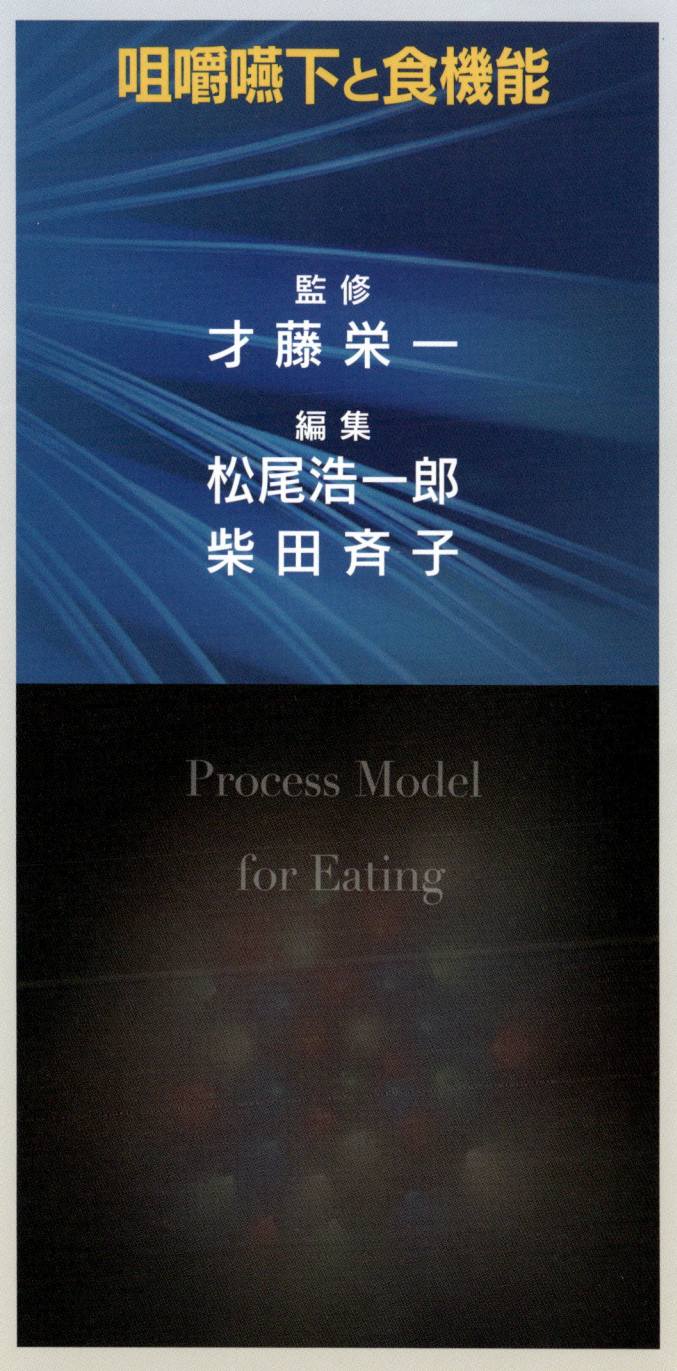

咀嚼嚥下と食機能

監修
才藤栄一

編集
松尾浩一郎
柴田斉子

Process Model for Eating

医歯薬出版株式会社

執筆者一覧

■監　修

才藤　栄一：藤田保健衛生大学医学部リハビリテーション医学Ⅰ講座教授

■編　集

松尾浩一郎：藤田保健衛生大学医学部歯科・口腔外科教授
柴田　斉子：藤田保健衛生大学医学部リハビリテーション医学Ⅰ講座講師

■執　筆（執筆順）

松尾浩一郎：藤田保健衛生大学医学部歯科・口腔外科教授
加賀谷　斉：藤田保健衛生大学医学部リハビリテーション医学Ⅰ講座教授
柴田　斉子：藤田保健衛生大学医学部リハビリテーション医学Ⅰ講座講師
馬場　　尊：ふじあく医院
稲本　陽子：藤田保健衛生大学医療科学部リハビリテーション学科准教授
藤井　　航：九州歯科大学歯学部歯学科生体機能学講座老年障害者歯科学分野准教授

This book was originally published in Japanese
under the title of :

Purosesumoderu-de Kangaeru Sesshoku-enge Rihabiriteshon-no Rinsho
Soshakuenge-to Shokukino
(Dysphagia Rehabilitation considered by Process Model for eating)

Supervising editor :
Saitoh, Eiichi
　Vice President, Fujita Health University
　Professor and Chairperson, Department of Rehabilitation Medicine I, School of Medicine,
　Fujita Health University

Ⓒ 2013　1st ed.

ISHIYAKU PUBLISHERS, INC.
　7-10, Honkomagome 1 chome, Bunkyo-ku,
　Tokyo 113-8612, Japan

序文

　人にとって食べることは生命維持機能の一つというだけでなく，根源的な喜びでもあり，人生のなかで最後まで残る楽しみです．摂食・嚥下障害が重篤化すると，その食の楽しみが奪われてしまう．そこで，摂食・嚥下障害患者の安全で楽しい食をサポートするのが，摂食・嚥下リハビリテーションです．高齢社会である今，食べる機能が低下した高齢者数が急増しているなかで，摂食・嚥下リハビリテーションは注目され，関連書籍も数多く出版されています．

　1980年代に米国で始まった摂食・嚥下リハビリテーションの臨床，研究は，古典的な4(3)期連続モデルを原点として発展してきました．4期連続モデルは，「飲みこむ」機能単体として捉え，液体もしくはそれに準じた物性の食物を飲み込んだときの動態を基準にして診断，評価を整備していました．

　しかし，1992年にPalmerらが動物モデルから洞察したプロセスモデルを提唱し，4期モデルとは動態の異なる「咀嚼嚥下複合体 chew-swallow complex」の研究とその臨床応用が始まりました．プロセスモデル（咀嚼嚥下複合体）は，嚥下単体でも咀嚼単体でも理解できない「食べる」機能を注目する新たな視点です．

　本書は，一般的な摂食・嚥下リハビリテーションの専門書ではなく，「食べる」機能，プロセスモデルに注目した摂食・嚥下リハビリテーションを解説しています．基礎編では，プロセスモデルの成り立ちから呼吸機能への関与まで，今まで明らかになった「咀嚼嚥下複合体 chew-swallow complex」機構を眺めています．臨床編では，咀嚼嚥下に重点を置いた評価法や対応法について，最新のCTによる評価法も交えて解説しています．編者の松尾浩一郎先生，柴田斉子先生は，プロセスモデル創成の初期からPalmer先生とともにその確立に努めてきた仲間です．本書が，摂食・嚥下障害患者の食の楽しみを支えている読者諸氏の一助になれば幸いです．

　最後に，本書出版にあたり，多大なる助言をいただいたプロセスモデルの提唱者である

Johns Hopkins大学医学部教授 Jeffrey B. Palmer 先生に深謝申し上げます．また，微細に渡るご尽力を頂いた医歯薬出版株式会社に感謝します．

2013年2月

才藤　栄一

出版に寄せて

　プロセスモデルを早期から提唱してきた1人として，本書の出版をとても嬉しく思います．
　私がプロセスモデルに注目したのは，従前，ヒトの嚥下様式を考えるために用いられていた概念が，非常に制約を伴うものだったからです．

　1988年初頭，私はA. W. Crompton主導の哺乳類の咀嚼・嚥下に関する基礎研究グループと研究を行っていました．そこでの研究からは，哺乳類の摂食・嚥下の過程がそれまでのヒトの嚥下モデルと大きく異なることがわかったのです．それまで，ヒトでは食物が咽頭に送り込まれてから嚥下反射が惹起されるまでに1秒以上を要した場合，それは異常所見として捉えられていました．しかし哺乳類の嚥下では，通常，もっと長い時間を要します．また，嚥下前の食塊形成が，口腔内ではなく中咽頭で行われているということも明らかになりました．

　哺乳類とヒトでは，なぜこれほどまでに嚥下様式が異なったのでしょうか．たとえば，ヒトの喉頭は幼児期に下方に移動しますが，他の哺乳類ではヒトに比べ，相対的にもっと高い位置に保たれます．こうした解剖学的な違いに起因していたのでしょうか．あるいは，ヒトの嚥下はそもそも他の哺乳類とそれほど異なるものではなく，研究方法が大きく異なっていたから差がでたのでしょうか．当時，ヒトの嚥下評価では，検査者の合図で液体を飲み込むという方法がとられていましたが，哺乳類では液体だけでなく固形食も検査食として用いられ，もちろん，合図によって嚥下させるというようなことも行われていませんでした．

　動物での研究を踏まえ，我々は，健康で嚥下障害のないヒトを対象に咀嚼と嚥下について調べるため，その研究手法を発展させていきました．嚥下造影を用いながら，さまざまな食物や液体を任意に摂取する様子を観察していったのです．これによって，健康なヒトが固形物を自由に食べた場合，そのときの嚥下は他の哺乳類の様式に非常に近いことがわかりました．噛み砕かれた固形物は，多様な移送サイクルのなかで咽頭へと送り込まれ，そこで一定量集積されたのちに嚥下されることとなります．こうした発見は，その後，各地で追試が行われ，再確認されてきました．

　プロセスモデルの概要は，① stage Ⅰ transport，② processing，③ stage Ⅱ transport，④ 嚥下（咽頭期）という四つのステージからなります．Stage Ⅰ transportは，補食した食物を舌の上にすくい上げ，口腔の前方から後方へと送り込みます．舌は収縮し，前後方向の軸を中心に捻転して食物を臼歯部の咬合面に載せます．Processingは，咀嚼し，食物と唾液を混和させる段階にあたります．そしてstage Ⅱ transportでは，咀嚼された食物がsqueeze back運動によって口腔から咽頭へと運びこまれるのです．このとき，舌尖は歯槽

堤に接し，舌は食物を口蓋に押しつけるようにしてつぶします．そして，舌と口蓋の接触領域は，食物を咽頭へ絞り込むようにしながら徐々に後方に向かって伸展します．咽頭に送り込まれた食物は，そこで食塊として集積され，一定量溜まったところで嚥下されることになります．

一方これまでに，摂食・嚥下中の舌，下顎，舌骨，軟口蓋の協調運動を調べた報告がなされていますが，食物の物性によって異なった運動パターンが発現することが明らかにされています．しかし，筋の活動パターンと中枢制御機構については十分に解明されていません．また，食物が咽頭に集積されるときには，誤嚥の潜在的危険性が伴うことになるはずですが，嚥下の前や後で実際には誤嚥が起こらないことについても，いまだはっきりとした見解はだされていないのです．

プロセスモデルは，摂食・嚥下リハビリテーションにおいて非常に重要な意味をもちます．摂食・嚥下リハビリテーションがもっとも有効なのは，口腔諸器官の運動を改善させるときです．というのも，随意的な咽頭機能のコントロールには限界がありますが，下顎や口唇，舌（口腔内）は，随意的コントロール下に置かれている部分が大きいからです．つまりプロセスモデルとそれに関連した研究は，口腔諸器官の運動を理解し機能向上へと導くための最良の指針となるのです．こうした臨床応用の研究は開始されてから，まだそれほど時間が経っていません．いくつかの研究がプロセスモデルを応用している程度です．しかし，プロセスモデルが成人・小児にかかわらず，嚥下機構の理解に重要だということがすでにはっきりとしています．

本書は，こうしたプロセスモデルに関する研究成果を集約した最初の書籍であり，摂食・嚥下リハビリテーションにどう応用できるのか，それがもつ潜在的な患者寄与の可能性はどの程度のものなのかを示唆する内容となっています．本書の監修者である才藤栄一先生，編集を務めた松尾浩一郎先生，柴田斉子先生をはじめ，執筆者各位に心から敬意を表します．

2013年2月

Jeffrey B. Palmer

プロセスモデルで考える
摂食・嚥下リハビリテーションの臨床
咀嚼嚥下と食機能

CONTENTS

序　文 ………………………………………………………………………… 才藤　栄一　iii
出版に寄せて ………………………………………………………… Jeffrey B. Palmer　v

Part 1　基礎編

Chapter 1　咀嚼嚥下のモデル …………………………………………… 2

1─飲むモデルと食べるモデル ……………………………………… 松尾浩一郎　2
　1. 嚥下惹起遅延とは？ ……………………………………………………………… 2
　2. 摂食・嚥下の古典的パラダイム─飲むモデル（4期連続モデル） …………… 4
　3. 「食べる」モデル（プロセスモデル）の提唱─動物モデルのはじまり ……… 5
　4. ヒトへの展開 ……………………………………………………………………… 5
　5. さらなる発展─二相性食物 ……………………………………………………… 6
　6 「噛む」と「飲む」から「食べる」への対応へ ……………………………… 6

2─嚥下（飲む）モデル ……………………………………………… 松尾浩一郎　7
　1. 3期モデル（three sequential model） ………………………………………… 7
　2. 4期連続モデル（four sequential models for a discrete swallow） ………… 8
　　1）液体の嚥下をもとにしたモデル形成 ……………………………………… 8
　　2）口腔準備期 ……………………………………………………………………… 9
　　3）口腔送りこみ期 ………………………………………………………………… 9
　　4）咽頭期 …………………………………………………………………………… 10
　　5）食道期 …………………………………………………………………………… 10
　3. 連続嚥下（sequential swallow） ……………………………………………… 10
　　1）一口嚥下と連続嚥下 …………………………………………………………… 10
　　2）連続嚥下による嚥下運動の変化 ……………………………………………… 11
　　3）連続嚥下への影響因子 ………………………………………………………… 11

3─咀嚼（噛む）モデル ……………………………………………… 松尾浩一郎　12
　1. 嚥下と分離された咀嚼 …………………………………………………………… 12
　2. 咀嚼のメカニズム ………………………………………………………………… 13

4─咀嚼嚥下（食べる）モデル（process model for eating） ……… 松尾浩一郎　13
　1. パラダイムの転換へ ……………………………………………………………… 13

CONTENTS

  2. 4期モデルにあてはまらない咀嚼嚥下 ……………………………… 15
  3. プロセスモデルの特徴 ……………………………………………… 15
  4. プロセスモデルの普及 ……………………………………………… 16
5―気道防御的嚥下モデル―孤発嚥下（isolated pharyngeal swallow；IPS）
 ……………………………………………………………………………加賀谷　斉　17
6―5期モデル（five stage model） ……………………………松尾浩一郎　19
   Column ❶ ボルチモアの治安 ………………………………松尾浩一郎　20

Chapter 2　プロセスモデルとは …………………………松尾浩一郎　21
1―咀嚼嚥下の動物モデル ……………………………………………………… 21
  1. 動物でのプロセスモデルのはじまり ………………………………… 21
  2. ヒトと同じステージ分類 ……………………………………………… 22
  3. ヒトとの解剖の違い …………………………………………………… 23
  4. ヒトと異なる送り込み様式 …………………………………………… 25
   1）Stage I transport ………………………………………………… 25
   2）Stage II transport ………………………………………………… 27
2―ヒトプロセスモデル形成のきっかけ ……………………………………… 28
3―ヒトプロセスモデルのステージ分類 ……………………………………… 29
  1. Stage I transport ―臼歯部への送り込み ………………………… 29
  2. Processing ―フードプロセス ……………………………………… 30
   1）Processing とは ………………………………………………… 30
   2）Processing への影響因子 ……………………………………… 30
   3）咀嚼中の空気の流れ …………………………………………… 31
  3. Stage II transport …………………………………………………… 33
   1）Transport（送り込み）と bolus aggregation（食塊集積）……33
   2）送り込みの随意調節 …………………………………………… 34
  4. Swallowimg ―嚥下 ………………………………………………… 36
   1）嚥下惹起の因子 ………………………………………………… 36
   2）咀嚼嚥下の咽頭期 ……………………………………………… 38
   Column ❷ 米国のグラント（研究費）システム ……………松尾浩一郎　42

Chapter 3　二相性食物 ……………………………………………柴田　斉子　43
1―下咽頭への食物流入メカニズム―舌と重力 ……………………………… 43
   Column ❸ 寄付の多さについて ……………………………松尾浩一郎　47

Column ❹ コンビーフの所以 …………………………………………… 松尾浩一郎　48

Chapter 4　咀嚼嚥下にかかわる運動　　　　　　　　　松尾浩一郎　49

1─下顎 …………………………………………………………………………49
2─舌 ……………………………………………………………………………50
3─軟口蓋 ………………………………………………………………………54
4─舌骨 …………………………………………………………………………56

Column ❺ Chune の働きについて ……………………………………… 松尾浩一郎　60

Chapter 5　嚥下惹起のメカニズム　　　　　　　　　　　　馬場　尊　61

1─嚥下惹起とは …………………………………………………………………61
　1. 嚥下反射（swallowing reflex）と咽頭嚥下（pharyngeal swallow）……61
　2. Voluntary swallow（随意的嚥下）と spontaneous swallow（自動的嚥下）
　　………………………………………………………………………………62
　3. 嚥下の誘発（triggering）…………………………………………………63
2─液体嚥下の嚥下惹起 …………………………………………………………65
　1. 加齢変化 ……………………………………………………………………65
　2. 病態 …………………………………………………………………………66
3─咀嚼嚥下と嚥下惹起 …………………………………………………………67
　1. 加齢変化 ……………………………………………………………………67
　2. 病態 …………………………………………………………………………68

Chapter 6　咀嚼，嚥下，呼吸の関係　　　　　　　　　松尾浩一郎　69

1─咽頭腔の共有 …………………………………………………………………69
　1. 呼吸と咽頭 …………………………………………………………………69
　2. 咀嚼嚥下と咽頭 ……………………………………………………………70
2─嚥下と呼吸 ……………………………………………………………………71
　1. 嚥下のための気道防御機構 ………………………………………………71
　2. 嚥下前後の呼吸パターン …………………………………………………73
　3. 嚥下中の呼吸停止 …………………………………………………………74
3─咀嚼と呼吸 ……………………………………………………………………74
　1. 咀嚼による呼吸リズムの変化 ……………………………………………74
　2. 食塊形成中の気導防御 ……………………………………………………76
4─咀嚼と嚥下 ……………………………………………………………………77

Column ❻ そばの内視鏡 ……………………………………………… 松尾浩一郎　79

CONTENTS

Part 2 臨床編

Chapter 1　プロセスモデルの臨床への応用……柴田　斉子　82
1—5期モデルをもとにした嚥下障害への対応……82
2—プロセスモデルをもとにより明確な生理学的機能を考え，食べる機能のリハビリテーションへと発展する—……84
3—咀嚼が嚥下に及ぼす影響—咀嚼は嚥下にとって是か非か?……85

Chapter 2　評価（咀嚼を考慮した評価）……87
1—概要：液体嚥下と咀嚼嚥下の評価の違い……柴田　斉子　87
2—嚥下内視鏡検査（VE）と嚥下造影（VF）……松尾浩一郎　89
3—VEによる評価……松尾浩一郎　90
　1. VEの利点……90
　2. VEの欠点……91
　3. VEの準備……92
　4. VEの手順……93
　5. VEによる評価……94
　　1）安静時の状況……94
　　2）液体嚥下……96
　　3）咀嚼嚥下……98
4—VFによる評価……松尾浩一郎　103
　1. VFとは……103
　2. VFの利点……104
　3. 病態把握の重要性……105
　4. VFの注意点……105
　5. VFの準備……106
　6. VFによる評価……109
　　1）液体嚥下……109
　　2）側面撮影による咀嚼嚥下評価……113
5—3D-CTを用いた最新の嚥下機能評価……稲木　陽子　116
　1. 特徴……116
　　1）撮影方法……117
　　2）評価方法……119
　2. 今後の展開……124

Column 7 米国の摂食・嚥下リハビリテーションシステム……松尾浩一郎　125

Chapter 3　対応（咀嚼を考慮した対応）

1―概要 ……………………………………………………………………………柴田　斉子　126
2―代償法 ………………………………………………………………………………………127
　1. 食形態による代償法 ………………………………………………………………………127
　　1）嚥下しやすい食形態………………………………………………………柴田　斉子　127
　　2）咀嚼しやすい食形態………………………………………………………柴田　斉子　128
　　3）咀嚼する嚥下調整食に向けて……………………………………………柴田　斉子　128
　　4）二相性食物へのとろみ付与………………………………………………松尾浩一郎　129
　2. 姿勢による代償法 …………………………………………………………柴田　斉子　131
　　1）頭頸部屈曲…………………………………………………………………………………131
　　2）頸部回旋……………………………………………………………………………………132
　　3）重力への対応………………………………………………………………………………133
　　　Column ❽　二相性食物と食文化…………………………………………松尾浩一郎　134
3―装具 …………………………………………………………………………藤井　航　135
　1. PAP―舌運動障害への対応 ………………………………………………………………135
　2. 義歯 …………………………………………………………………………………………138
　　1）咀嚼機能に対する影響……………………………………………………………………138
　　2）嚥下機能に対する影響……………………………………………………………………140
4―咀嚼嚥下に対する訓練 ……………………………………………………稲本　陽子　141
　1. Stage Ⅱ transport のコントロール ……………………………………………………141
　2. 咀嚼訓練 ……………………………………………………………………………………142
　　1）咀嚼の間接訓練……………………………………………………………………………142
　　2）咀嚼の直接訓練……………………………………………………………………………146
　3. 等尺性舌筋力トレーニング ………………………………………………………………147
　4. 気道防御のために …………………………………………………………………………148
　　1）バイオフィードバックによる喉頭閉鎖の調節…………………………………………149
　　2）Supraglottic swallow & supersupraglottic swallow……………………………………150
　　3）声門閉鎖訓練………………………………………………………………………………150

文　献………………………………………………………………………………………………152
索　引………………………………………………………………………………………………168

■ホームページ「参考動画」について

本書内容に関連した以下の動画を，小社ホームページに掲げています．

基礎編

Chapter 2　プロセスモデルとは（松尾浩一郎）
・Stage I transport（slow motion）
・Stage I transport 正面像（slow motion）
・Stage Ⅱ transport（slow motion）
・Stage I transport と咀嚼（slow motion）

Chapter 3　二相性食物（柴田　斉子）
・健常者の液体嚥下（p.44 図1）
・健常者の咀嚼嚥下（p.45 図2）
・混合物咀嚼嚥下（p.46 図3）

Chapter 4　咀嚼嚥下にかかわる運動（松尾浩一郎）
・舌の動き（バナナ咀嚼時）
・軟口蓋の動き（バナナ咀嚼時）
・頰と舌の協調運動（slow motion）

臨床編

Chapter 2　咀嚼を考慮した評価
・カレー咀嚼時のVE像
・液体嚥下時のVE像
・液体嚥下時のVF像

下記URLを入力するか小社ホームページの本書紹介ページを開き，パスワードを入力してご参照くださいますようお願いいたします．

・URL
　http://www.ishiyaku.co.jp/ebooks/443830/
・パスワード
　utxey523

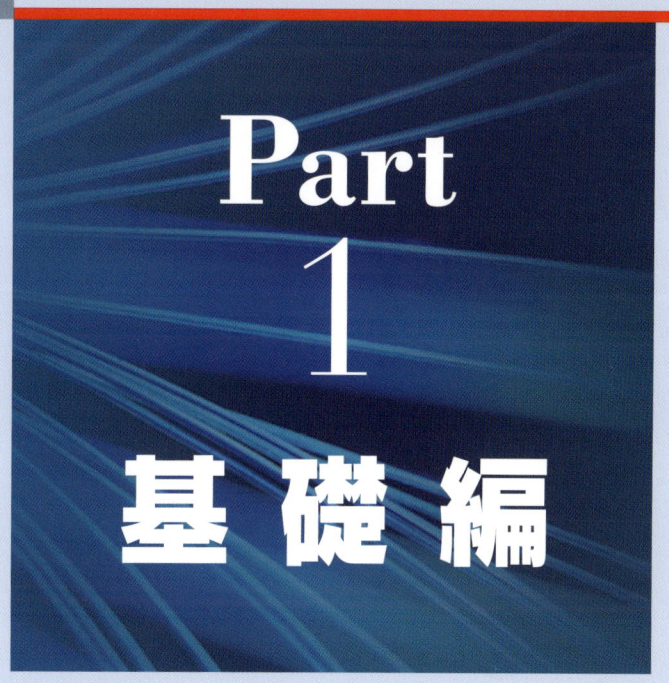

Part 1
基礎編

ONE

Part1: 基礎編

Chapter 1
咀嚼嚥下のモデル

1 ─ 飲むモデルと食べるモデル

1 嚥下惹起遅延とは？

　摂食・嚥下障害の評価項目に，嚥下反射遅延の有無という項目がある．咽頭に食物が送り込まれてきたときに，嚥下反射が惹起されなければ，そのまま食物が下咽頭，梨状窩へと侵入し，そこでも嚥下が起こらなければ，その食物は喉頭へ侵入し，声門を越え，最終的には，気管内へと入ってしまう．そのため，嚥下反射遅延の有無は，摂食・嚥下障害の重要な評価項目の一つである．

　それでは，食物がどこにどれくらいの量が到達しても嚥下が起きなければ，嚥下反射が遅延していると定義されるのだろうか．実際のところ，これについては現在でもまだ正式な定義はない．しかし，嚥下反射遅延の概念は昔とは明らかに扱いが異なる．十年一昔というが，1998 年に米国の摂食・嚥下リハビリテーションの第 1 人者でもある SLP（言語聴覚士）の J Logemann が，摂食・嚥下の有名な教科書「Evaluation and treatment of swallowing disorders」第 2 版[1]を出版している．当時はその本が，摂食・嚥下リハビリテーションのゴールドスタンダードといわれていたが，そのなかでも触れられているような嚥下反射遅延の概念は現在とはまったく異なる．当時，口峡部（口蓋舌弓）は，嚥下誘発部位と呼ばれていた．嚥下反射が開始されるまで，食塊は口腔内で保持され，嚥下誘発部位に達することで嚥下が

プロセスモデルの確立――それは摂食・嚥下領域に大きなパラダイムシフトをもたらした.

食機能とは「噛む」,「飲む」という二つの運動を切り離して考えるものではなく,この二つを統合して捉えなくてはならないことが明らかになったのである.

惹起されると考えられていた.そのため,この嚥下誘発部位を越えても嚥下が起こらないとき,嚥下反射が遅延しているとみなされていた.しかし,現在では,一部の飲み方を除いて,もうそのようには評価しない.

当時,嚥下の生理学的研究では,しばしばシネ嚥下造影が利用されていた.被験者が一口造影剤を口に含んでから X 線撮影を開始し,造影剤を飲むように指示する(command swallow,命令嚥下).嚥下が開始されるまで,造影剤は口腔内に保持され,口峡部は,軟口蓋と舌の接触により閉鎖されている.一旦嚥下が開始されると,軟口蓋は挙上し,舌後方部が下方へ偏位することで,口峡部が一気に開かれ,造影剤は舌によって一気に咽頭へと送り込まれ,そのまま咽頭嚥下によって,食道へと運ばれていく.このようにして,摂食・嚥下の4期連続モデル(後述)が形成されていった.

食物が口峡部を一旦越えると,嚥下がすぐに起こるのが正常像であり,口峡部を超えても嚥下が起こらないときには,嚥下反射が遅延しているとみなされた.また,Logemann らは,口峡部が嚥下誘発部位であるとの前提のもとに,その部位を寒冷刺激で刺激し,嚥下反射を誘発させる thermal tactile stimulation(寒冷刺激)を考案した.

咀嚼に関しては,液体を飲むときと同じように,口腔は口峡部の閉鎖によって咽頭腔から遮断され,咀嚼している食物は嚥下まで口腔内で保持されていると思われていた.固形物の咀嚼においても,食塊が咽頭へ達しても嚥下反射がすぐに起きないと嚥下反射遅延があると診断されていた.4期連続モデルのパラダイムのなかで正常と異常が評価され,対応法が確

立されていた．

2 摂食・嚥下の古典的パラダイム―飲むモデル（4期連続モデル）

　パラダイムとは，広辞苑では，「一時代の支配的な物の見方．特に科学上の問題を取り扱う前提となるべき，時代に共通した体系的な想定」と定義されている．研究の世界では，その概念を前提条件として理屈が考えられ，理論が展開されていく．そして時代の変化により起こるその概念の大きな変化がパラダイムシフトである．代表的な例が，十何世紀も信じられていた「天動説」というパラダイムの「地動説」への変化などである．天動説が信じられていた時代では，天動説に準じた宇宙の運動法則が定義されていたが，地動説への転換により天動説の理論はすべて覆され，地動説に基づいた理論が構築された．また，われわれの多くは，生物は不変ではなく変化するものであり，ヒトも同様に原始生物から進化した生物であるという「進化論」を信じている．しかし，その一方で，人間の体と精神は，非常に精密に作られており，これは，進化によってできあがったものではなく，高度な知性によるデザインが必要であったという「intelligent design（インテリジェントデザイン，創造論）」も信じられ，米国の一部の学校では，科学の授業でintelligent designが教えられている．どちらが正しい理論であるかは，ここでは議論しないが，これら両理論がパラダイムであり，その概念のなかで理論体系ができあがっている．「7つの習慣」[2]で有名なStephen R. Coveyは，「パラダイムとは，物事をあるがままにみることではなく，自分のあるがままに物事をみていることである」といっている．つまり，自分がそう思ってみれば，なんでもそのようにみえてしまう，ということである．

　摂食・嚥下の領域では，古くから4期連続モデルをもとにして研究，臨床が発展していった．後述するが，4期連続モデルのパラダイムのなかでは，口腔に食物がある時期と，咽頭に食物がある時期が時間的に完全に分離していた．また，口腔での咀嚼と咽頭での嚥下が完全に空間的に分離した機能であった．咀嚼領域では，いかに効率的に小さく咬み砕くことができるかが帰結評価となり，ピーナッツ，米粒，ガムなどを用いた咀嚼機能検査が一般的であった．臨床においては，咬合紙（歯科医院でカチカチ噛む赤い紙）を上手に噛めるかが，帰結の評価であった．一方で，ほとんどの嚥下に関する研究や臨床は，命令嚥下による実験系が主流であった．臨床評価でも，命令嚥下時の液体の動きをもとにして，正常，異常の判

断を行っていた．4期連続モデルのパラダイムのなかでは，嚥下開始前に食物が喉頭蓋谷にある状態は異常であると考えられていた．

3 「食べる」モデル（プロセスモデル）の提唱—動物モデルのはじまり

1980年代，被曝の問題もありヒトではX線照射時間を短縮できる命令嚥下時の嚥下動態の研究が中心であった．動物実験では，咀嚼，嚥下，それぞれの中枢性制御機構，特に咀嚼リズムや嚥下のステレオタイプな一連の運動に関する中枢性パターン発生器（central pattern generator；CPG）に関する研究が盛んに行われていたが，その一方で，咀嚼から嚥下までのプロセスとそのメカニズムに関する研究も進んでいた．それらの研究では，被験動物の顎，舌骨，舌や喉頭蓋にX線不透過性のマーカーをつけてシネ嚥下造影を撮影することで，動物の咀嚼嚥下動態の解明を目指していた．この咀嚼嚥下のプロセスに関する研究は，オポッサムなどの小動物で始まり，ウサギ，ネコ，ブタ，ハイラックスなどでの研究を経て，霊長類のマカークへと発展していった．

哺乳動物が食物を食べるときには，捕食したあと，まず食物を臼歯部まで送り込み（stage I transport），咀嚼し（processing or manipulation），中咽頭へと送り込み（stage II transport），喉頭蓋谷で食塊が集積したあとに，食物を嚥下する（swallowing）．動物種によってstage II transportのメカニズムは異なるが，咀嚼しながら中咽頭，喉頭蓋谷に送り込み，そこで食塊形成するプロセスは，どの哺乳動物にも共通していた．こうして動物の咀嚼嚥下のパラダイムとして，プロセスモデル（process model of feeding）が確立されていった．

そして，ヒトの摂食・嚥下の臨床，研究を行っていたPalmerと動物のプロセスモデルを確立したHiiemaeが出会い，ヒトのプロセスモデル形成へと展開していく．

4 ヒトへの展開

1992年のPalmerの論文ではじめて，ヒトが咀嚼嚥下したときの，食物の流れと口腔，咽頭器官の運動と筋活動が報告された[3]．それまで，咀嚼中には閉じていると思われていた口峡部は，実際には，他の哺乳動物と同様に開いており，咀嚼された食物は，stage II transportによって咽頭へと送り込まれ，そこで食塊集積されていることが明らかになった．さらに，1999年，Hiiemae and Palmerによって，ヒトのプロセスモデルが提唱される[4]．ヒトに

おけるプロセスモデルのステージ区分もこの論文ではっきりと述べられた．

　わが国にプロセスモデルに関する情報が入ってきたのは，1997年の日本摂食・嚥下リハビリテーション学会学術大会でのPalmerの特別講演とその後の雑誌への寄稿による．その後，教科書にもプロセスモデルについては，少しずつトピックとして記載されるようにはなったものの，歯科の領域ではその認知はほとんど広まらず，また摂食・嚥下の領域での臨床応用もそれほど進まなかった．

5 さらなる発展―二相性食物

　2000年にPalmerのもとへ留学した柴田らを中心に，藤田保健衛生大学の才藤のもとで，より日常の食事に近い二相性食物（two-phase food），当時はmixと呼んでいた個体と液体を同時に摂取したときの咀嚼嚥下動態の研究が始まった．この研究により，二相性食物を食べたときには，咀嚼中に液体成分が先に喉頭蓋谷を越え，高頻度で下咽頭にまで達してしまうことが明らかになった．また，この送り込みが，舌による送り込みと重力の両方の影響を受けていることも明らかになる．

　さらに，高齢者や摂食・嚥下障害患者での研究によって，嚥下前の下咽頭への食物侵入が誤嚥のリスクを高めていることがわかり，今まで切り離されていた「咀嚼」が「誤嚥」に関連していることが明らかになってきた．

　この頃から，日本での摂食・嚥下障害への意識の高まりと合わさり，摂食・嚥下の領域で，咀嚼嚥下への注目が高まるようになってきた．

6 「噛む」と「飲む」から「食べる」への対応へ

　1990年代までは，4期連続モデルを基礎とした咀嚼（噛む）モデルと嚥下（飲む）モデルのパラダイムをもとに理論体系が組まれて，研究，臨床活動が行われていた．しかし，動物からヒトへと発展したプロセスモデルの台頭により，咀嚼と嚥下は切り離すことなく統合された咀嚼嚥下（食べる）モデルとして考える必要性が認知されるようになった．これは，摂食・嚥下領域での一つの大きなパラダイムシフトといえる．さらに，液体をコップやストローで飲んだときや，気道防御として起こる嚥下のときにも，嚥下のメカニズムが変わっていくことが明らかになり，4期連続モデルだけですべてが説明できないことが徐々に証明される

ようになってきた．

　一方，歯科領域でも，咀嚼だけの研究ではなく，咀嚼によってもたらされる送り込みに関する研究が報告されるようになってきた[5,6]．

　プロセスモデルの確立により，「飲む」と「食べる」，それぞれの評価が必要であることがわかった．今までは命令嚥下だけで行っていた摂食・嚥下機能評価が，自由咀嚼時の評価を行うようになり，また摂食・嚥下障害への対応も，「飲む」と「食べる」でそれぞれ別の対応を行う必要があることが明らかになってきたのである．現在は4期連続モデル，プロセスモデルの両者のパラダイムが併存しながら，摂食・嚥下の研究，臨床が進められている状況である．

　命令嚥下させたときに，液体が喉頭蓋谷に達してから3秒経って嚥下が起こらなければ，嚥下反射の遅延有りと判断してよいが，咀嚼嚥下で，咀嚼した食物が喉頭蓋谷に達してからも3秒間咀嚼が続いていても，それは嚥下反射遅延とは評価しない．健常者でもそれは十分起こりうるからである．

　本書の前半では，嚥下のモデル，特にプロセスモデルを中心に，その概念と，食物の動き，器官の動きについて説明し，咽頭という器官を共有している咀嚼，嚥下，呼吸の三つの機能の関係性についても簡単に述べる．後半では，プロセスモデルの概念をもとにした摂食・嚥下障害の評価法と対応法について解説していく．

2 ― 嚥下（飲む）モデル

1 | 3期モデル（three sequential model）

　ヒトの嚥下動態は，はじめ3期モデルで説明された[7,8]．3期モデルでは，嚥下運動が開始されて，食塊が口腔から胃へと達する過程が，食塊の場所によって，口腔期，咽頭期，食道期の三つのステージに区分された．口腔期は，食塊が口峡部を通り，口腔から咽頭へと送り込まれる時期であり，咽頭期は，その食塊が咽頭腔を通過し，上食道括約筋部を越えて食道へと送り込まれる時期であり，食道期は，食塊が食道蠕動により下食道括約筋部を越えて胃へと運ばれる時期であると定義されていた．口腔期は，あくまで口腔から咽頭へと食塊を送り込む時期であり，いわゆる嚥下運動が開始されるまでの口腔準備期は嚥下のステージとは切り離されていた．

2 | 4期連続モデル (four sequential model for a discrete swallow)

その後，嚥下の生理学的モデルでは，口腔期が嚥下反射の前後で口腔準備期と口腔送り込み期とに分けられ，口腔準備期（oral preparatory stage），口腔送り込み期（oral propulsive stage），咽頭期（pharyngeal stage），食道期（esophageal stage）の四つのステージで表される4期連続モデル（four sequential model）が形成された（**図1**)[1]．

このモデルは，液体を「命令嚥下」したときの食塊の動きをもとに構築された概念である．命令嚥下とは，嚥下造影において，被験者が造影剤を嚥下するまでに，その造影剤をいったん口腔内で保持し，透視を開始してから指示者の合図とともに嚥下する方法である．現在の嚥下造影は，ビデオ動画が主流であり，その映像もデジタルになってきているが，4期連続モデルの確立した当時は，シネ嚥下造影という撮影法をとっており，造影しているところを映画フィルムに記録していく方法をとっていた．当時の撮影機器の性能とシネ嚥下造影という手法では被曝量が大きく，その撮影時間をできるだけ低減させるために，上記のような命令嚥下の手段をとっていたのである．このシネ嚥下造影で記録された正常命令嚥下の映像をもとにして4期連続モデルが形成された．

1）液体の嚥下をもとにしたモデル形成

4期連続モデルでは，食物の場所でステージを区分しているので，各期がほぼ重複することなく続く．口腔準備期では，食物を取り込んだあと，口腔内でその食物が嚥下できるような性状になるように準備を行う．口腔送り込み期では，食物が嚥下できる状態になったら，それまで舌と軟口蓋によって閉鎖されていた口峡部が開き，舌と口蓋によって食塊を咽頭へ

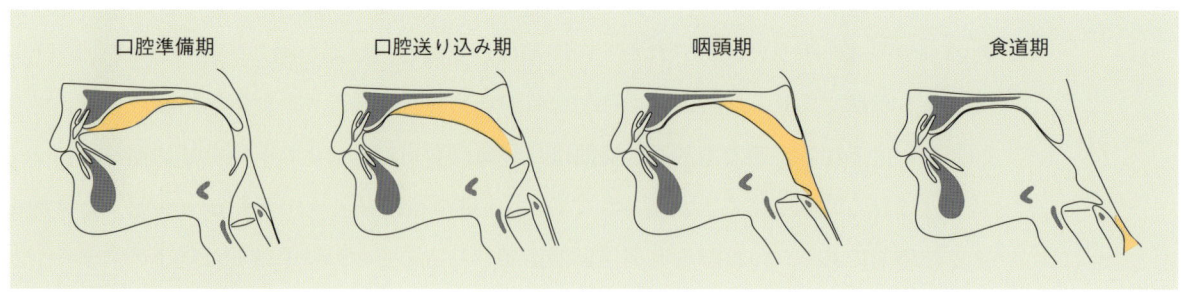

図1　液体の嚥下の模式図

と送り込む．咽頭期，食道期は，3期モデルと同じ運動となる．口腔送り込み期までは，随意的な制御を受けるが，咽頭期と食道期は，おもに随意下の調節を受ける．

2）口腔準備期

口腔準備期では，最終的に液体を嚥下できる状態に口腔内で保持することになる（図1参照）．有歯顎者の場合，舌の前方部分で食塊を保持するか，舌背部にのせて口蓋との間で保持していることが多い．Doddsらが，これらの保持方法をそれぞれ，"dipper type"，"tipper type"と定義づけている（図2）．とろみ調整食品で粘性を高めた液体やペースト状の食物を一口嚥下するときも，上記の口腔内保持に準じる．また，無歯顎者で義歯を使用していない場合，上顎の歯列がないので，食塊の保持が困難になるといわれている．

3）口腔送り込み期

口腔送り込み期は，保持した食塊を舌が後方へと送り込むところから開始される（図1参

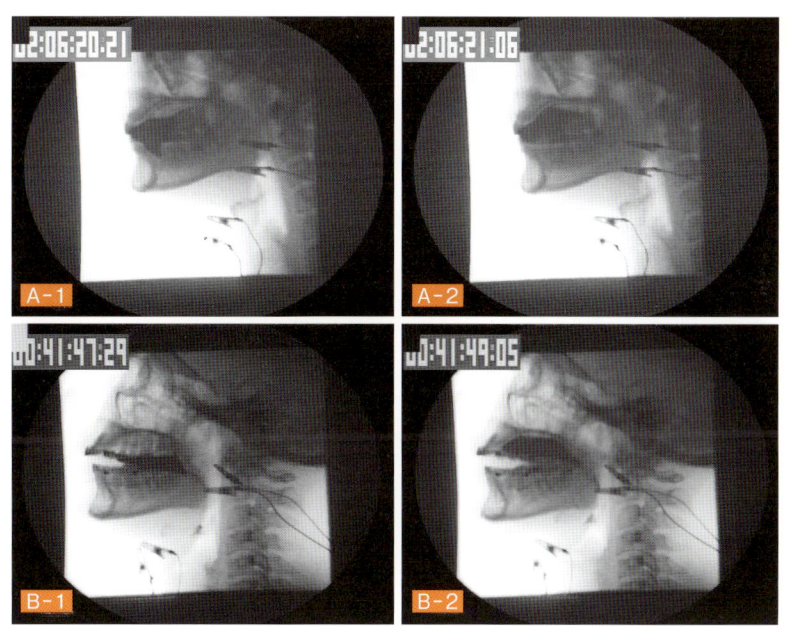

図2 Dipper type と tipper type
(A) Dipper type では口腔前庭に食塊を保持して，それをすくい上げる（dip）ようにして咽頭へと送り込む．(B) Tipper type では，舌背上に食塊を保持して，そのまま舌尖（tip）を口蓋に接触させてから咽頭へと送り込む．

照). 舌は，食塊を舌背上にのせ，前方部から徐々に口蓋へと接するように挙上することで，食塊を後方へと送り込んでいく．この送り込みは随意的に行われる．

4) 咽頭期

口腔送り込み期に引き続き，食塊が咽頭へと送り込まれた際に咽頭期が惹起し，食塊を食道へと送り込んでいく（図1参照）．咽頭期は口腔，舌，咽頭，喉頭の数十の神経，筋の連続した複雑な活動で成り立つ．嚥下の咽頭期の各器官の動きやタイミングなどは，咀嚼嚥下でも液体の命令嚥下でも基本的に同じである．咽頭期の各器官の運動については，咀嚼嚥下の咽頭期の項にて詳述する．

5) 食道期

食道に送り込まれた食塊は，食道蠕動によって胃へと送り込まれる．安静時の食道の入口と出口は，胃の内容物の逆流やそれに伴う誤嚥を防ぐために，上下の食道括約筋が緊張し閉鎖している．括約筋は，嚥下のタイミングにあわせて弛緩し開大することで，食物を胃へと運んでいる．

3 連続嚥下（sequential swallow）

1) 一口嚥下と連続嚥下

4期連続モデルは，命令嚥下をベースにしていることは前述した．しかし，普段のわれわれは上品に一口ずつ口に含んでから飲むわけではなく，コップから口を離さずにごくごくと何口も飲むことが一般的である．一口ごとの嚥下（discrete swallow）では，1回ずつ口腔内で保持してから嚥下するのに対して，連続嚥下（sequential swallow）では，連続して液体を飲み込んでいくので，次々に咽頭へと送り込みながら嚥下する．この液体を連続して飲むときの事象もまた，4期連続モデルのパラダイムではうまく説明できない．なおここで使用している sequential と4期連続モデルの sequential はまったく別の意味で使用しているので，混同しないように注意されたい．ここでの sequential は，連続して嚥下することを意味し，4期連続モデルでは，ステージが連続していくことを意味している．

2）連続嚥下による嚥下運動の変化

　連続嚥下になると，嚥下前の食塊の動きや口腔・咽頭の運動が変化する．連続嚥下の今までの研究では，おもにコップやストローで100〜200 mL程度の液体を被験者に飲ませたときの嚥下動態を嚥下造影や超音波を用いて解析している[10〜18]．どの報告においても，健常成人では，一口飲むごとに1回嚥下する1：1の対応がある．一方，他の哺乳類の液体嚥下では連続嚥下が一般的であるが，そのときには，何口か喉頭蓋谷まで液体を送り込んでから咽頭嚥下が起こるn：1の対応になっていることが多い[19]．

　連続嚥下の動態は，嚥下とその次の嚥下との間で喉頭が開くかどうかにより，大きく二つに分類される．一般的によくみられるタイプの運動は，嚥下ごとに喉頭が下がることで，嚥下中に後方へ反転して喉頭前庭を閉じていた喉頭蓋が再び立ち上がり，喉頭前庭が開くタイプである（図3A）．もう一つのタイプの運動は，あまりみられないのだが，嚥下が終わるごとに喉頭が多少降下するものの，そのまま喉頭蓋が反転したままの位置を保つことで，喉頭前庭が開かないまま次の嚥下に移行するタイプである（図3B）．両タイプの嚥下が混じりながら連続嚥下が行われる混合型もみられる．

　咽頭への液体の送り込み方も連続嚥下と1回嚥下では異なる．1回嚥下では，口腔に1回保持してから嚥下するが，連続嚥下では，嚥下開始前に咽頭へと送り込むため，咽頭嚥下が始まるときには，液体が高頻度で喉頭蓋谷部まで達している[13]．特に，喉頭が開かずに連続嚥下が行われるタイプでは，その先端は頻回に下咽頭にまで達する[13]．

　連続嚥下では，嚥下のさまざまなパラメータが1回嚥下とは異なる．まず，1回ごとの嚥下時間が短縮し，口腔からの移送時間も短縮する．しかし，液体が中咽頭，喉頭蓋谷部に送り込まれてから嚥下が開始されるまでの時間は延長する．連続嚥下では，嚥下時間が短縮するので，舌骨の運動時間は短縮し，最大挙上量も低下している[12]．また，嚥下中の舌骨は，いくつかの軌道をたどるといわれている[17]．連続嚥下では嚥下と呼吸の協調関係も変化し，1回嚥下では嚥下後の呼吸が呼気で再開されるが[20〜22]，連続嚥下では吸気となる割合が増える[23]．

3）連続嚥下への影響因子

　連続嚥下と加齢，喉頭侵入，誤嚥の関係については，現段階では一定の見解はまだ得られていない．嚥下前の食塊の送り込み方や嚥下開始時の食塊の位置などは，加齢の影響を受け

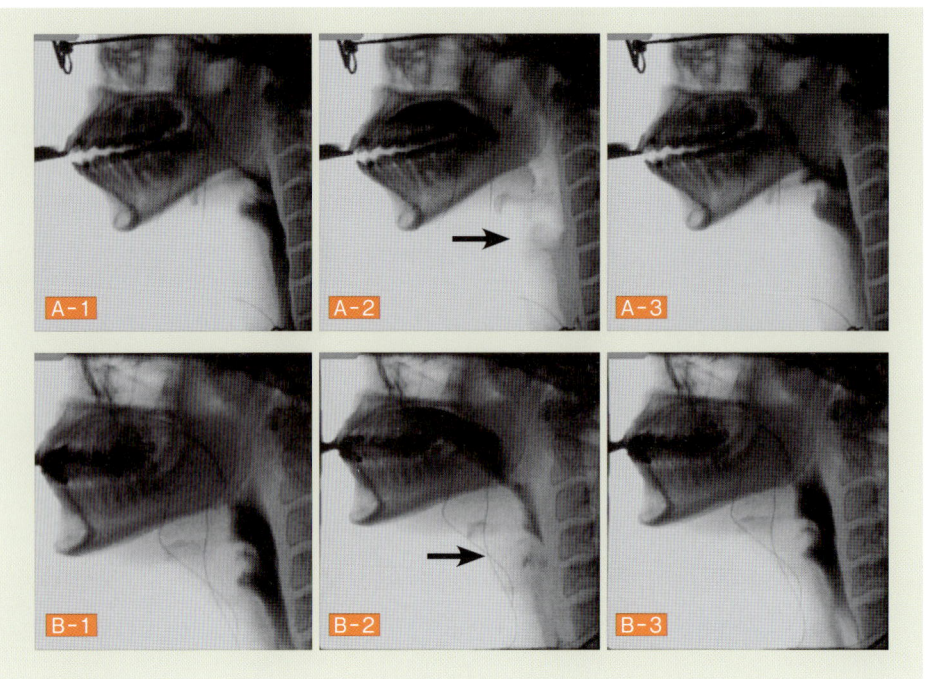

図3 連続嚥下
1回ごとの嚥下で喉頭が開くタイプ（A）と喉頭が閉じたまま連続して嚥下を行うタイプ（B）．嚥下間での喉頭の状態を→で示す．

ない．健常高齢者で連続嚥下によって喉頭侵入の割合が増加するとの報告がある一方で[14]，健常者では年齢によらずに喉頭侵入はないという報告もある[23]．病態が加わるとさらに変化する．脳卒中患者では，連続嚥下により誤嚥リスクは高まり[16]，筋萎縮性側索硬化症（ALS）患者では連続嚥下パターンが不規則でリズム不整になるようである[15]．

3 ― 咀嚼（噛む）モデル

1 嚥下と分離された咀嚼

4期連続モデルの概念のもとでは，咀嚼と嚥下は別世界で起きている現象であった．従前には，漠然と咀嚼中は口腔準備期に該当し，口峡部は軟口蓋と舌により閉鎖され，口腔は咽頭から隔絶されていて，口腔送り込み期になってようやく口峡部が開き，舌が食塊を咽頭へと送り込み，咽頭嚥下が惹起されると考えられていた．そのため，嚥下に関する研究体系が，

液体命令嚥下を基礎としたデザインで行われていた一方で，咀嚼に関する研究は，生理学的機構にしろ，運動学的解析にしろ，咀嚼，咬合，顎運動が研究テーマの中心となり，咀嚼・嚥下を統合した研究デザインがなかった．咀嚼に関する研究，臨床のアウトカム（帰結評価）は，いかに細かく効率的に噛み砕くかであり，いかに送り込み，どのように嚥下するかというものではなかった．被験食品も細かく噛み砕くことができて，定量化が比較的楽なピーナッツなどを使用することが多かった．この咀嚼と嚥下とが切り離されたパラダイムのなかで，咀嚼運動の概念が構築されてきた．

2 咀嚼のメカニズム

咀嚼運動は，随意運動であるとともに，リズミカルに繰り返される半自動性の運動でもある．脳幹にある咀嚼パターン発生器（masticatory central pattern generator [CPG] on pons）によって運動制御され，そこに上位脳と末梢からの感覚入力によって修飾を受けている[24]．CPGからの出力により，閉口に関与する閉口筋（咬筋，側頭筋，内側翼突筋，外側翼突筋）と開口に関与する開口筋（顎二腹筋，顎舌骨筋，オトガイ舌骨筋など）がリズミカルに活動し，下顎のリズミカルな開閉口運動が行われる（図4）．また，咀嚼に関連する舌や顔面筋のリズミカルな運動もCPGによって制御されている．

咀嚼運動は，CPGによる運動制御だけでなく，末梢からの入力による修飾を大きく受ける．咀嚼する食物の硬さや粘弾性などの性状は，歯の周囲に分布する歯根膜や顎関節，咀嚼筋の筋紡錘などに分布する感覚受容器によって感知され，その感覚入力によって咀嚼力が調節される（図5）[25]．硬い食物や噛み切りにくい食物を咀嚼するときには，咀嚼筋の筋活動は高まることで，咀嚼の効率を高めている[26,27]．

4 — 咀嚼嚥下（食べる）モデル（process model for eating）

1 パラダイムの転換へ

プロセスモデルは，咀嚼嚥下のモデルである．それは，咀嚼だけでもなく，嚥下だけでもない両者を統合した新しいモデルである．このプロセスモデルが提唱されるまで，4期連続モデルが嚥下のパラダイムの中心であった．

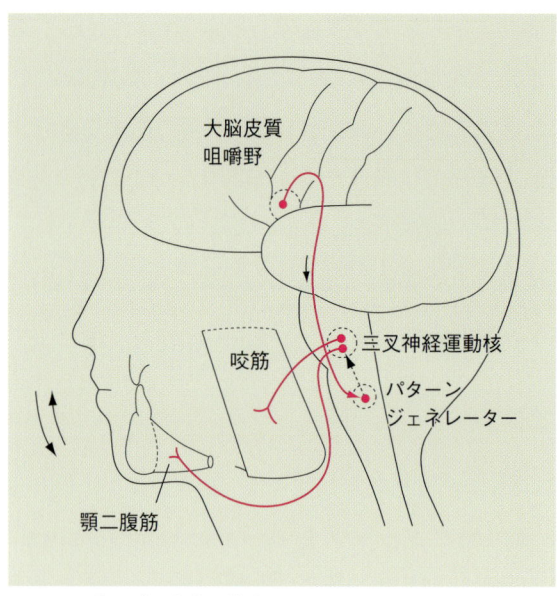

図4 咀嚼リズム生成の模式図（森本，1993.[29]）
下位脳幹部に存在するパターンジェネレーターは上位中枢からの支配を受け，開口筋と閉口筋を支配する運動ニューロンを交互に活動させることにより，下顎のリズミカルな運動をつくりだす．

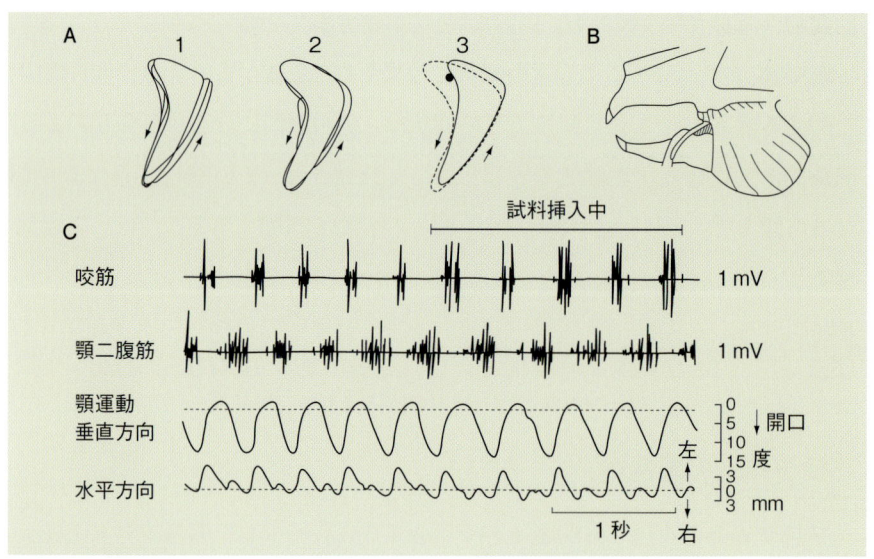

図5 ウサギの咀嚼リズム生成と末梢入力によるリズムの変化（森本，1993.[29]）
ウサギの大脳皮質性誘発リズミカル運動中に臼歯部で試料を噛ませた場合の顎運動（A）と咀嚼筋筋電図（C）の変化．

4期連続モデルは，液体を命令嚥下したときの運動と食塊の動きを適切に描写している．

健常者の口腔準備期では，軟口蓋と舌によって口峡部がしっかりと閉鎖され，口腔と咽頭が遮断されている．しかし，軟口蓋と舌による閉鎖が弱いと，嚥下運動が開始される前に液体が咽頭へと流入してしまう．これを早期流入（premature leakage）と呼ぶ．また，口腔送り込み期で食塊が舌の送り込みにより咽頭へと送り込まれてもすぐに嚥下反射が惹起されないことを嚥下反射遅延と呼ぶ．嚥下時の喉頭閉鎖が弱い場合には，早期流入や嚥下反射遅延は誤嚥の危険性を高めるため，どちらも液体嚥下評価の重要項目である．これらの概念は，4期連続モデルとともに発達してきた．しかし，咀嚼嚥下では咀嚼しながら食塊の送り込みを行うため，液体命令嚥下時と同じ基準を用いて早期流入や嚥下反射遅延を評価できないことが徐々に明らかになってきた．

2 | 4期モデルにあてはまらない咀嚼嚥下

咀嚼中の食物の送り込み方は，命令嚥下とは明らかに異なる．われわれが食物を食べるとき，咀嚼された食物は stage Ⅱ transport と呼ばれる舌の送り込みによって咀嚼中に順次咽頭へと送り込まれ，嚥下開始まで中咽頭や喉頭蓋谷で食塊として集積されていく．咀嚼された食物が咽頭で集積していても，口腔内に残っている食物は引き続き咀嚼される．このように嚥下前に食物が口腔にもありながら，咽頭にも存在するという現象が明らかになったことで，咀嚼嚥下の動態は4期モデルではうまく説明できないことが明確になった[3, 4, 30]．4期モデルでは食物の場所でステージを分けていたので，口腔準備期が終わり，口腔送り込み期になったときにはじめて，食塊は口腔から咽頭へと送り込まれることになっていた．しかし，咀嚼嚥下を4期モデルで説明すると，咀嚼中には咀嚼という口腔準備期と，stage Ⅱ transport と呼ばれる口腔送り込み期と，食物が咽頭に存在するタイミングである咽頭期とが併存することになってしまう．そこで，新たに咀嚼嚥下用のプロセスモデルが提唱されたのである．

3 | プロセスモデルの特徴

プロセスモデルは，咀嚼嚥下の動態を四つのステージに分ける．食物を捕食し臼歯部まで運ぶ stage Ⅰ transport に続き，食物を咀嚼により粉砕し唾液と混和することで食塊をつくる processing となる．Processing の途中で，咀嚼された食物は順次咽頭へと送り込まれる．

この送り込みが stage II transport である．咽頭へと送り込まれた食物は，嚥下までそこで食塊として集積され，最終的に口腔内でさらに咀嚼された食物と一緒になって嚥下される．プロセスモデルの各ステージの詳細については後述する．プロセスモデルと4期連続モデルの一番の違いは，プロセスモデルでは processing と stage II transport とがオーバーラップしている点にある（図6）．このオーバーラップによって，咀嚼嚥下の動態が説明できる．

プロセスモデルの提唱は，摂食・嚥下の臨床，研究領域において画期的であった．前述のように，それまでは口峡部が嚥下惹起誘発部位であり，嚥下が起こる前に食物が喉頭蓋谷にあれば，それは嚥下反射の遅延とみなされていた．その4期モデルの概念のもとで嚥下の研究と臨床が発展し，嚥下誘発部位を冷刺激する thermal tactile stimulation などが開発されたのである．しかし，実際にわれわれが食物を咀嚼しているときには，その嚥下惹起誘発部位を越えて咽頭まで食物を送り込んでいても嚥下は誘発されていないのである．

4 プロセスモデルの普及

この Palmer によるプロセスモデルに関する画期的な論文は，1992年に発表された．しかし，摂食・嚥下リハビリテーションの領域では，その認知はなかなか進まなかった．一つには，Palmer 自身が非常に控えめな人なので，この発表をアピールしなかったことがあるかもしれないが，もう一つ考えられる理由として，4期連続モデルのパラダイムのなかにいる嚥下研究者たちにとっての嚥下とは，水の一口ずつの嚥下であり，そのバリエーションとしては，

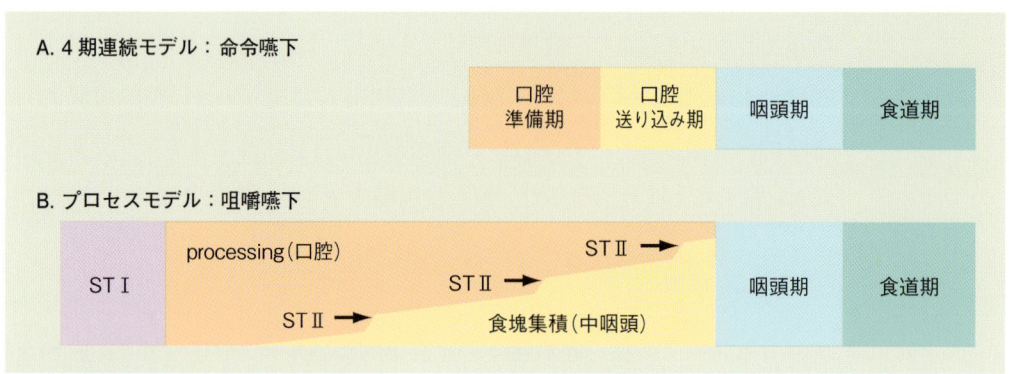

図6 4期連続モデルとプロセスモデル
（A）4期連続モデルでは，各ステージがほとんど重なり合わずに進んでいく．（B）プロセスモデルでは，processing と stage II transport がオーバーラップしながら進んでいく．

粘性を変えたり，味を変えたりした水を嚥下することはあっても，固形物を咀嚼して嚥下するという動態を研究したり臨床で評価するということは考えられなかったのだろうと思われる．Palmer自身も多くの嚥下に関する教科書を書いていたが，そのなかでプロセスモデルや咀嚼嚥下について触れたものはほとんどなかった．現在では，Palmerはどの教科書にもプロセスモデルをもとにした咀嚼嚥下機能について書いている．

プロセスモデルの認知度は，米国よりもわが国のほうがはるかに高い．Palmerは1997年に日本摂食・嚥下リハビリテーション学会での特別講演に招聘されてから，たびたび訪日し，彼が行ってきたプロセスモデルに関する研究について発表してきた．さらに，Palmerの研究を発展させた二相性食物（液体相と固体相の混在する食物）の咀嚼嚥下研究などにより，わが国でのプロセスモデルの認知度は高まっていった．内視鏡を持って，在宅，施設などを訪問診療し，咀嚼嚥下を評価することなども，プロセスモデルの認知を広めた理由の一つである．一方，米国では，嚥下の研究といえば，液体嚥下が定番であり，いまだに咀嚼を含めた嚥下についての研究を行っている研究者はほとんどいない．また臨床においても，VFを行っても液体だけの評価で終了ということも多い．これは，わが国と米国の大きな違いである．

（松尾浩一郎）

5—気道防御的嚥下モデル—孤発嚥下（isolated pharyngeal swallow）

通常の嚥下では系列的な舌の食塊移送の後に嚥下反射が生じるが，実験的な環境では舌による食塊の移送運動を伴わない嚥下運動も作成できる．カテーテルを用いて液体を咽頭に直接注入したときに生じるこの嚥下運動をShaker[37]はsecondary swallowと呼び，侵害刺激に対する気道の防御反応であるとした．しかし，筆者らは，嚥下時，特に咀嚼嚥下においては同様の現象が通常でも生じることを確認し，これをisolated pharyngeal swallow（IPS）と名付けた（図7）．

筆者らのこれまでの解析では，IPSは常に嚥下もしくは咀嚼嚥下中の1回目の嚥下で生じていた．また，通常生じる系列的な舌の食塊の移送のあとに生じる嚥下（われわれはこの嚥下をconsecutive pharyngeal swallow（CPS）と呼んでおり，以下CPSと表記する）と比較すると，IPSはCPSよりも食塊先端が深い位置にあるときに生じていた（図8）．さらに，食塊の違いによってもIPSの頻度に違いがあり，IPSは液体嚥下時には少なく，二相性食物咀

嚼嚥下時に多かった（**図9**）．これは，二相性食物嚥下時には嚥下反射惹起時に食塊先端位置が深くなる[38)]ことに対応していると考えられた．また，嚥下造影時の舌骨運動の軌跡をIPSとCPSで比較したところ，IPSにおける舌骨運動は小さくそして速かった[39)]．以上より，IPSはsecondary swallowと同じく気道防御的な嚥下運動と考えるのが合理的と思われた．

図10にIPSの嚥下モデルを示す．4期連続モデルやプロセスモデルと違い，IPSでは咽頭期と食道期から構成される2期モデルになる．4期連続モデルやプロセスモデルでは咽頭期

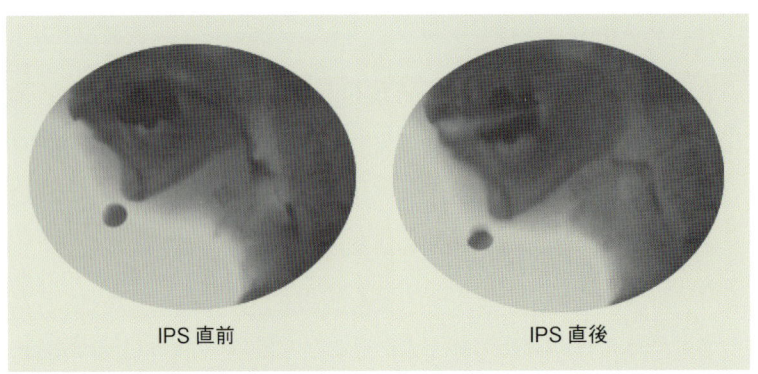

図7　IPS前後の嚥下造影画像
IPS直前は喉頭蓋谷，梨状窩に食塊がみられるが，舌による食塊の移送運動を伴わないIPSが生じ，咽頭の食塊が減少している．

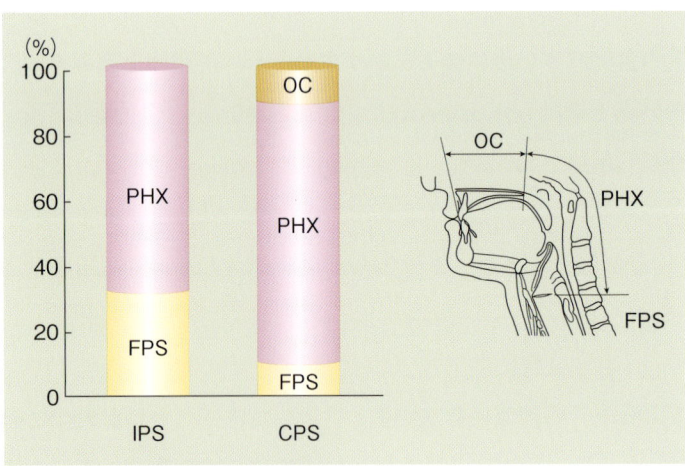

図8　嚥下反射惹起時の食塊先端位置
IPSはCPSよりも食塊先端が深い位置にあるときに生じていた．（OC：口腔，PHX：咽頭，FPS：梨状窩底）

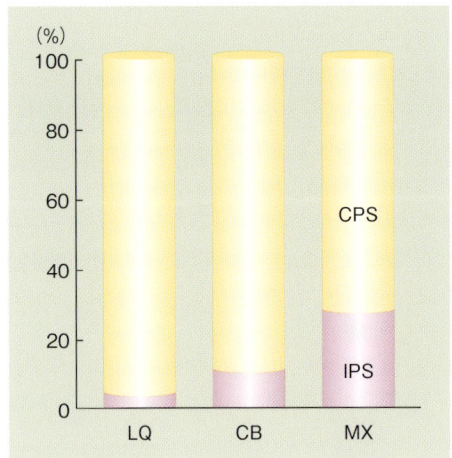

図9　食塊の違いによるIPS, CPS頻度
IPSは液体嚥下時には少なく，混合物嚥下時に多かった（LQ：液体，CB：コンビーフ，MX：液体とコンビーフの二相性食物）

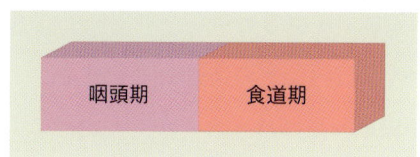

図10　IPSの嚥下2期モデル
IPSには咽頭期と食道期が存在する．

の前に口腔送り込み期やstageⅡ transportが存在するが，IPSの2期モデルでは咽頭期から始まる．そして，IPSは気道防御的な嚥下運動であるため，命令嚥下や咀嚼嚥下と異なり，随意的に生じさせることができないのが特徴といえよう．

（加賀谷　斉）

6 ─ 5期モデル（five stage model）

　4期連続モデルは，液体命令嚥下時の食物を口に含んでから食道へと送り込むまでのプロセスを食物の場所でステージ分類している．それに対して，プロセスモデルは咀嚼嚥下の動態を咀嚼，送り込みのプロセスによって分類したモデルである．両者は，液体嚥下，咀嚼嚥下に対応した「生理学的モデル」である．しかし，実際の摂食・嚥下の臨床場面では，これらの生理学的モデルとは別の「5期モデル」と呼ばれる「臨床的モデル」が用いられることが多い．実際にわれわれが食事をするときには，食物を口に入れる前に，その食物を目でみて，鼻で匂いをかぎ，食器で食物を口へと運んでいく．摂食・嚥下障害に対して臨床的に対応するときには，この食物を口に入れるまでの問題，またその対応というのも重要であり，無視することはできない．そこで，食物を口に入れる前の段階である先行期（anticipatory stage）を加えることで摂食・嚥下障害を整理している[9]．「飲む」と「食べる」は生理学的にはまったく異なる動態を呈するが，臨床では便宜上この5期モデルを用いて議論することが多い．5期モデルでは，摂食・嚥下障害の評価を先行期，準備期，口腔期，咽頭期，食道期の5期に区分して評価する．

　5期モデルで最初の段階となる先行期は，それに続く準備期や口腔期に対して大きな影響を及ぼす．認知機能低下などによる先行期の障害は，準備期，口腔期での摂食・嚥下障害を招くこともある．人は食事をするときに，まずその食物を視覚，嗅覚などによって認知してから口へと運ぶ．特に，食物認知時の匂いは食欲を刺激し，唾液分泌を促進させる．認知さ

れた食物，液体は，食器具やストローなどを用いて口まで運ばれるので，食器具の違いにより，自動的に下顎や舌，口唇などの運動が変化することで対応することとなる．このように先行期において認知様態の役割は大きいが，失調症により手がうまく動かないといった身体的問題が課題となることもある．

(松尾浩一郎)

Column 1　1. ボルチモアの治安

　Palmerのラボがあり，筆者も働いていたJohns Hopkins（注；ジョンホプキンではなく，ジョンズ・ホプキンス）大学は，米国メリーランド州のボルチモア市にある．ボルチモア市は，米国東海岸にあり，人口全米24位の比較的大きな都市である．首都ワシントンDCから車で50分程度と近く，ニューヨークへも車で3時間程で行ける．

　そのボルチモア市だが，治安が悪いことで有名である．殺人率は全米第2位で年間223件（2010年）あり，凶悪犯罪数も9,316件にのぼるという報告を掲げているサイトもある（注；Wikipediaより抜粋）．その殺人，犯罪はほとんど麻薬に絡んだものである．3日に2日は殺人が起きている計算になり，恐ろしい数字なのだが，これでも15年前に比べるとかなり減り，街もきれいになってきた．

　ボルチモアのなかでも，Johns Hopkins大学周囲の治安は特に悪い．大学は，100年以上前に設立されたのだが，その後だんだんとその周辺地域がスラム化していったらしい．職員が襲われることもしばしばで，職員が襲われると大学内のメールですぐその情報が流れ，目撃情報が呼びかけられる．筆者のラボの女性研究者もラボ周辺を歩いていたらナイフで脅されたという事件に巻き込まれが，幸いなことに彼女にけがなどはなかった．

　Hopkinsに入院してくる脊椎損傷の一番の原因は交通事故ではなくガンショットだそうだ．一度，筆者がVFを行っているときに，下顎骨周辺に何か不透過像がみえると思ったら，弾丸だったということもあった．摘出するほうが危険なのでそのままにしているとのことだったが，何とも生々しいVF像だった．

　ここまで書くと，誰もボルチモアに来なくなってしまうのでフォローしておくと，危険な場所に行かずに，車などに物を置きっぱなしにしなければ，そんなに犯罪に巻き込まれることなく，楽しい留学生活を過ごすことができる．ボルチモアは，きれいな港や米国の国歌が生まれた場所であるマックヘンリー要塞など観光名所をたくさん持つ魅力的な街である．これからも多くの日本人がボルチモアへ留学してほしい．

(松尾浩一郎)

Part1: 基礎編

Chapter 2
プロセスモデルとは

1―咀嚼嚥下の動物モデル

1　動物でのプロセスモデルのはじまり

　咀嚼や嚥下の神経制御学的制御を研究していくためには，動物モデルでの実験が不可欠である．今までの数多くの動物実験により，リズミカルな咀嚼運動や嚥下運動が脳幹に存在するCPGによって形成され，上位脳や末梢から入力によって修飾を受けていることが明らかになっている[1,2]．しかし，多くの研究が，咀嚼リズムや咽頭嚥下だけにとどまり，捕食してから咀嚼し，送り込み（stageⅡ transport），嚥下するまでのプロセスに関する研究は少ない．

　動物でのプロセスモデルの確立に寄与したHiiemaeが，哺乳類の咀嚼嚥下に関する研究は，1950年代に形態学（形状や構造）からメカニズム（行動やバイオメカニクス）へとシフトしたと述べている[3]．Crompton, Thexton, Hiiemaeらのグループは，1970年代からさまざまな哺乳動物における咀嚼嚥下のプロセスに関する研究について報告してきた．彼らの研究は，造影剤を混ぜた食物を動物に食べさせ，そのときの咀嚼嚥下の動態をシネ嚥下造影にて撮影，記録し，同時に口腔，咽頭筋群の筋電図を記録することで，捕食から嚥下までの咀嚼嚥下のメカニズムを明らかにしてきた．ラットで始まったプロセスモデルの研究は，オポッサムやネコでさらに研究が進み，霊長類であるマカークで検証され，やがてヒトへと展開された．

プロセスモデルの研究は，まずヒト以外の哺乳類で
始まり，そしてヒトへと展開していった．
　本章では哺乳類とヒトの違い，ヒトプロセスモデル確立までの経緯と
プロセスモデルを構成する各ステージについて詳説していく．

2 ヒトと同じステージ分類

　プロセスモデルのステージ区分は，基本的にヒトを含めたどの哺乳類でも同じである．また，実際の咀嚼嚥下動態も，類人猿などではヒトとかなり近似している．プロセスモデルの模式図を，**図1**に示す．哺乳類では，stage I transportによって，捕食された食物が咀嚼のために臼歯部へと運ばれ，嚥下しやすい性状にするために咀嚼し（processing），嚥下できる

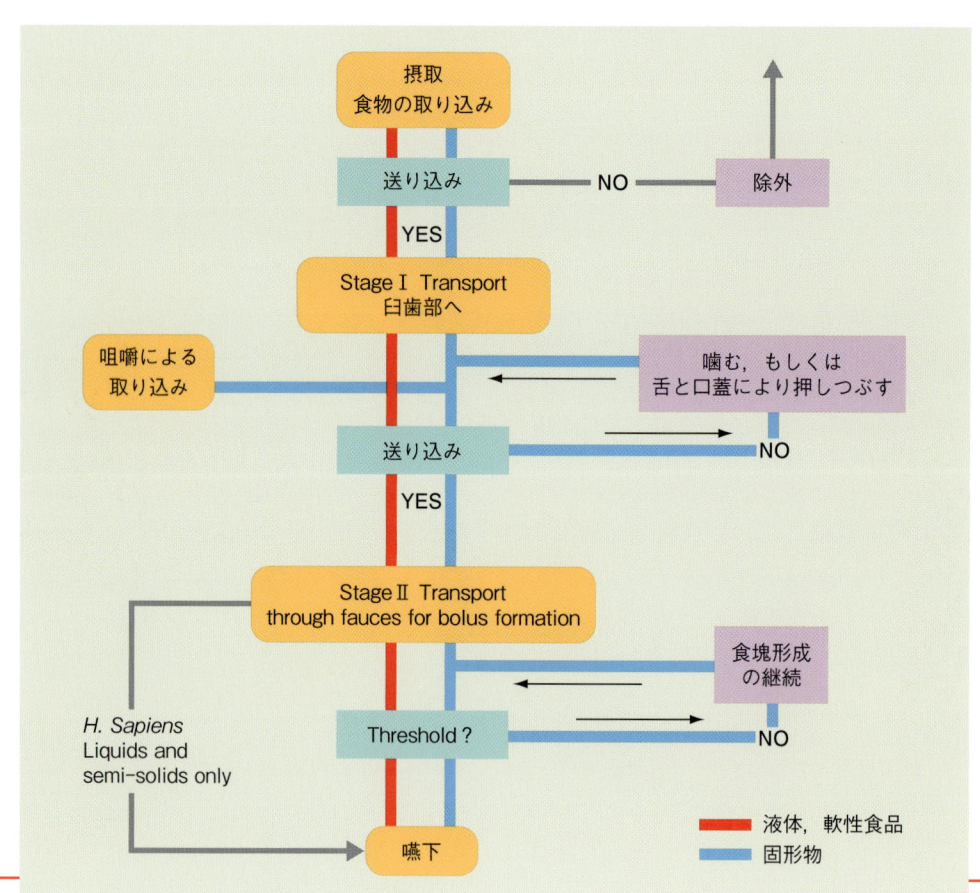

図1　プロセスモデルの模式図（Hiiemae, 2000. [3]）

性状になったら，口峡部を越えて後方へと送り込み（stageⅡ transport），そこで食塊形成し，嚥下する．送り込み様式は，種によって異なるものの，プロセスモデルは基本的にさまざまな哺乳類の咀嚼嚥下活動を説明することができる．

ヒト以外の哺乳類では，液体嚥下でもプロセスモデルに準じた送り込み方をしている．液体を飲むときには，咀嚼運動がないのでprocessingがなく，stageⅠ transportで後方に送り込まれた液体は，口腔内で保持されることなくstageⅡ transportによって喉頭蓋谷へと運ばれていき，そこで保持されてから嚥下される．ヒトの液体嚥下では，口腔内に入れる段階で1口量を調整して，一旦口腔で保持してから一気に飲む．この保持する場所の違いなどは，ヒトと他の哺乳類との解剖学的な違いが関係している．

3 ヒトとの解剖の違い

多くの哺乳類では，口腔が前後方向に長く，硬口蓋には硬い皺襞がある．しかし，霊長類，特にマカークやヒトでは，口腔の前後径が短く，硬口蓋はなめらかであるために，他の哺乳動物のような皺襞を使った送り込み方とは異なる送り込み様式となる．固形物の咀嚼嚥下では，皺襞の有無で送りこみ様式が大きく異なるが，液体嚥下では，皺襞の有無にかかわらず，霊長類でも，非霊長類でも同じように舌のsqueeze back運動によって送り込んでいく（**表1**）．

ヒト以外の哺乳類では，喉頭が口腔のすぐ後方に位置している．喉頭が高い位置にあるので，口蓋垂が喉頭蓋に接しており，intra-narial larynxと呼ばれる．そのため，鼻腔から喉頭，気管へとつながる気道は，食物の通り道と交差しておらず，誤嚥の危険性はかなり低い（図2）．

Germanらが豚の吸啜中の喉頭蓋の動きの発達による変化を報告している（図3）．哺乳期では，嚥下時の喉頭蓋の後方への反転はほとんどみられず，液体は喉頭をまわり込むように

表1 哺乳類における口蓋のタイプと送り込みのメカニズム (Franks, et al., 1984.[4])

	液体嚥下時	咀嚼嚥下時	成人口蓋形態	新生児口蓋形態
皺襞無	squeeze-back	squeeze-back	ヒト，マカーク	ヒト，犬，マカーク
皺襞有	squeeze or flow	pull-back	猫，犬，オポッサム，Hyrax	Oxen，羊

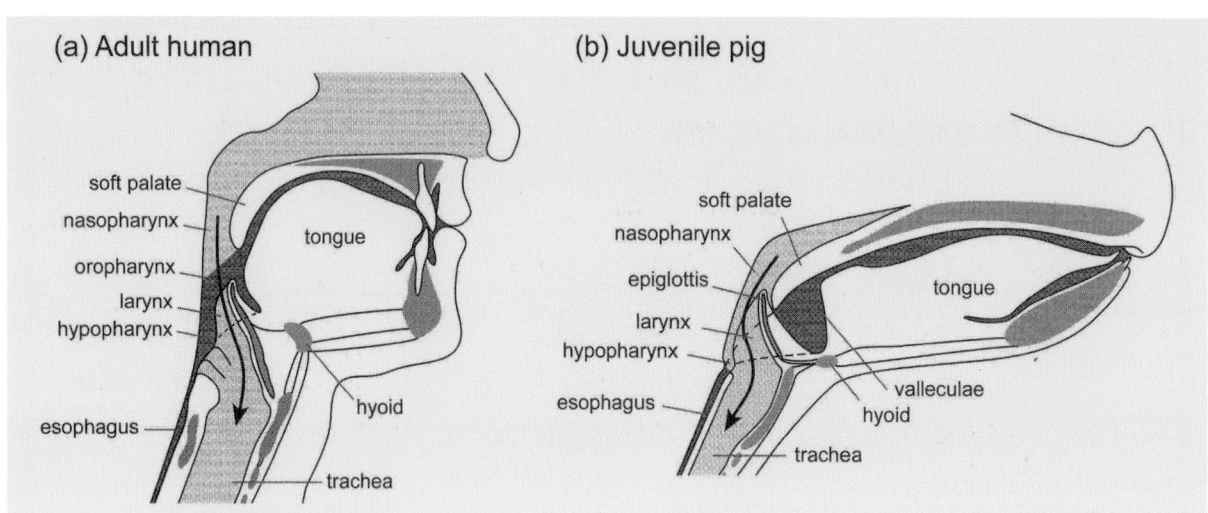

図2　ヒトとブタの頭頸部矢状断面の模式図（Germann, et al., 2008.[5]）
ヒトは，咽頭で気道と食物路が交差しているが，ブタでは喉頭が高く位置しているために，気道と食物路が交差していない．

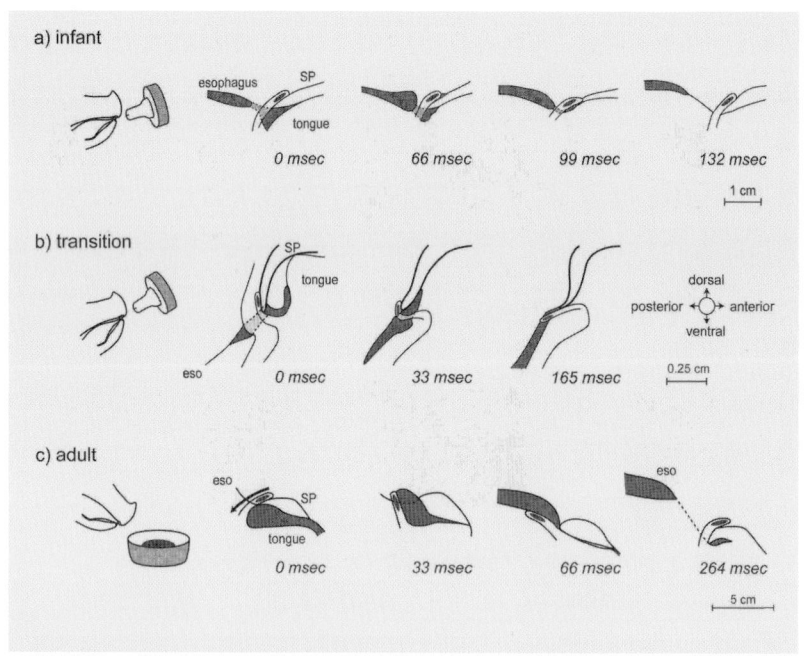

図3　ブタの発達に伴う嚥下方法の変化（Germann, et al., 2008.[5]）
乳児期では，嚥下時に喉頭蓋が反転しないが，発達とともに反転するようになる．

食道へと流れ込んでいる．しかし，喉頭蓋が反転しなくても，その解剖学的特徴から誤嚥を起こすことはほとんどない．ちなみに，発達とともに，喉頭蓋が反転するようになり，成体では喉頭蓋が反転するようになる．

　ヒトも新生児のときには，喉頭は口腔に対して相対的に高い位置にある．しかし，2足歩行のヒトでは，成長発達とともに首が縦に長く伸び，喉頭は相対的に下方へと移動していき，咽頭腔は縦に伸びる．ヒトは，この成長により，良好な発音機能を獲得したと考えられているが，その一方で，咽頭において，鼻腔から気管へと続く「気道」と口腔から食道へと続く「食物路」が交差することとなる．ヒトでは，粘性が高く食塊を形成しやすい固形物を咀嚼するときには，他の哺乳類同様，中咽頭や喉頭蓋谷で食塊形成する一方，粘性，凝集性が低い液体の場合には，口腔で保持してから一気に嚥下することが多いのは，この解剖学的特徴によることが大きいのかもしれない．

4 ヒトと異なる送り込み様式

　プロセスモデルにおけるステージ区分は，ヒトも他の哺乳類でも同じであるが，咀嚼や送り込みのメカニズムは異なる．本項では，送りこみの様式が動物によってどのような差異があるかを述べる．基本的に送りこみは，捕食した食物を臼歯部まで運ぶstage I transport と咀嚼した食物を喉頭蓋谷まで運ぶstage II transport に分けられる．この二つの送り込みは，動物種で明らかに異なり，特に霊長類（猿やヒト）とそれ以外の哺乳動物では大きく異なる．この相違は，口蓋皺襞の有無によるところが大きい．ヒトでも上顎切歯の裏側にその名残があるにはあるのだが，霊長類では，ほとんど皺襞は機能していない．他の哺乳類では，硬い皺襞が口蓋全体に洗濯板のようについており，舌の上に載せた食物を皺襞にひっかけるように舌を前後方向へと動かし（pull back運動），食物を舌の後方部へと載せることで，後方へと運んでいく．一方，霊長類では，皺襞がないので，舌と口蓋で食物を後方へと絞り込むようなsqueeze back運動によって送り込む．

1) Stage I transport

　Stage I transport とは，捕食した食物を舌と口蓋によって口腔内の前方部から臼歯部へと運ぶ動きのことである．ヒトでは，口腔の前後径が短いので（図2 (a)），stage I transport

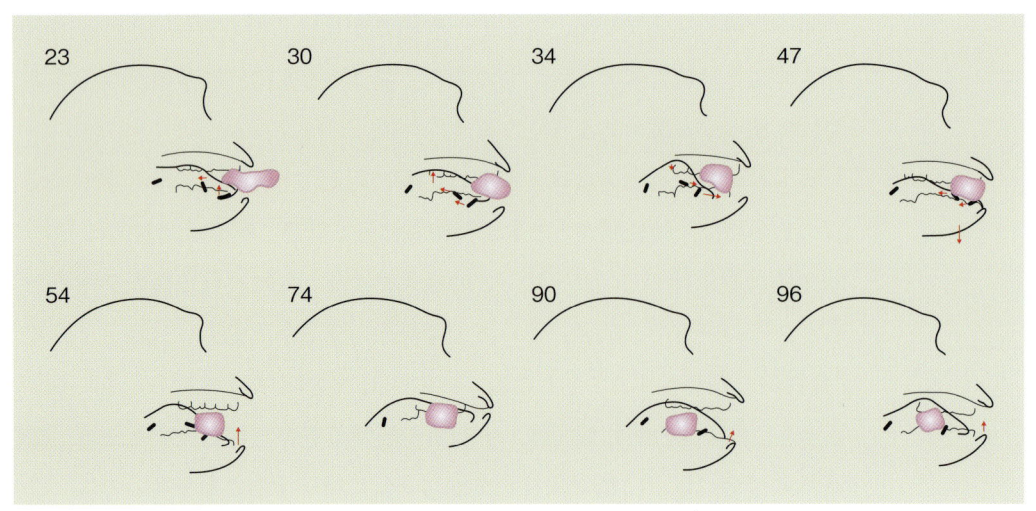

図4 マカークにおける stage I transport の模式図 (Germann, et al., 1989.[7])

は一瞬で終わる．また食べ方によっては，stage I transport がなくて，いきなり臼歯で咬みきるようなこともある．しかし，他の哺乳類では，口腔の前後径が長いので（図2 (b)），捕食してから臼歯部へ運ぶまでの transport が必要になる．一般的な哺乳動物では，捕食後，開口とともに舌と舌骨が前方へとつきだされる（protraction phase）．そのとき舌の上にある食物は，口蓋皺襞にひっかかり，その位置に留まる．そして，舌はそのままさらに前方へと挺出され，舌の後方部が皺襞にひっかかっている食物と接することになる．その後，舌は下方へと移動し，舌の上にある食物も口蓋皺襞と接しなくなる．その後，舌骨の後方移動と内舌筋の収縮により，舌は後方へと移動し（pull back 運動），食物も後方へと運ばれる．この動きは，ネコ，ウサギ，ブタ，オポッサム，ハイラックスなど多くの動物で観察されている[6]．一方，マカークのような霊長類類人猿では，頭蓋の形態がヒトに似てくるために stage I transport の様式もヒトに近くなる（図4）[7]．顔面の前後径が短いために，捕食方法によっては，stage I transport はなく，いきなり臼歯で咬みきることもある．マカークの stage I transport は，他の哺乳類同様舌の pull back 運動である．しかし，他の哺乳動物と異なるのは，その後，臼歯部で咀嚼できるように，舌が側方へ回転運動し，食物を臼歯に載せることである（図4）．

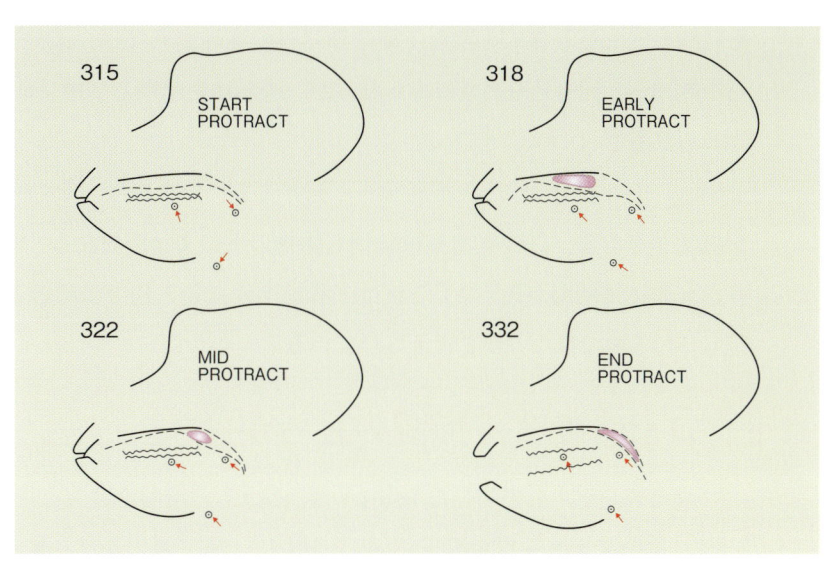

図5 マカークにおける stage II transport の模式図 (Franks, et al., 1984.[4])

2) Stage II transport

　Stage II transport とは，咀嚼中に咀嚼された食物を舌運動によって中咽頭，喉頭蓋谷へ送り込む運動のことである．Stage II transport はヒトでも明瞭に生じるが，他の動物ではより顕著にみられる．Stage II transport の様式は，動物種によって異なり，特に霊長類とそれ以外では，送り込み様式が大きく異なる．マカーク，ヒトなどの霊長類では，舌の squeeze back 運動が送り込みの主体となるが，他の動物では，主として pull back 運動による．

　Franks らは，ハイラックスの stage I と stage II transport のときの舌，舌骨，下顎運動について検討し，基本的に stage I と stage II transport のときの送り込み様式は同じであると報告している[4]．ハイラックスやオポッサムでは，咀嚼中，舌が，開口とともに前方へ突出され，閉口とともに後方へと戻っていく．そして，これらの動物では，stage II transport は，閉口中に起こる．舌と舌骨が前方へと移動するときに，舌の上の食物は皺襞によって同じ位置に保持され，舌と舌骨が後方へと戻るときに，食物も一緒に後方へと移動する．オポッサムなどでも同様の動きが報告されている．

　しかし，マカークでは stage I と stage II transport の送り込み様式が異なる．マカークの stage II transport では，舌が口蓋に対して前方部から挙上していくことで，食物が絞り込まれるように後方へと送り込まれる（図5）．この運動は，squeeze back 運動と呼ばれ，ヒトで

も同様の送り込み様式を取る．霊長類以外の哺乳動物では，液体を飲むときにあたり口腔から中咽頭へと送り込むときにみられるが，固形物を咀嚼して嚥下するときは，pull back 運動がみられる．

　Stage II transport で喉頭蓋谷へと送りこまれた食物は，その後嚥下が起こるまでそこで食塊集積される．この食塊集積時間も動物の種によって異なる．マカークは他の哺乳動物よりも食塊集積時間が短く[4]，これは，解剖学的に類人猿では喉頭蓋谷の長さが短いことに関連しているのではないかと考えられている．

2 ─ ヒトプロセスモデル形成のきっかけ

　プロセスモデルを提唱した Palmer は，もともと咀嚼を研究していたわけではない．Palmer は，彼のメンターである Siebens とともに，嚥下障害のリハビリテーションに関する研究に携わっていた．Palmer が NIH（National Institute of Health，国立衛生研究所）の研究費申請のために学内レビューを受けたところ，そのレビューを担当したホプキンス大学公衆衛生学部教授から，彼女の娘が，動物を用いて似たような研究を行っているので，そのメンターを紹介してくれるという話になった．そして，紹介されたのが，哺乳類における咀嚼嚥下のメカニズムを研究していた Hiiemae である．Hiiemae は，それまでヒト以外の哺乳類でのプロセスモデルに関して何十年と研究してきた．そして，ヒトにおける嚥下のメカニズムを研究をしていた Palmer と出会い，その後二人がヒトにおけるプロセスモデルを確立していくことになる．ちなみに Palmer が行っていた VF で，Hiiemae や共同研究者の Crompton が，患者がクッキーを食べる映像をはじめてみたとき，オポッサムのように食べていると語ったという．

　なお，若き日の Palmer に Hiiemae を紹介してくれた公衆衛生学部の教授は，German といい，その娘は現在，Palmer の講座で，教授として吸啜と嚥下の基礎研究を行っている R.Z. German である．R.Z. German は，Hiiemae のもとで，ポスドク（post-doctoral research fellow）として哺乳動物の咀嚼嚥下に関わる研究に従事したあと，独立し，Hiiemae の元共同研究者である Crompton や Thexton とともに動物の吸啜と嚥下に関わる研究を行っていた．やがて，Palmer が 2005 年にジョンズホプキンス大学の主任教授に就任したときに，Palmer から講座の研究主任として招聘され，生まれ育ったボルチモアに移ってきた．Hiiemae は，

何十人という研究者を指導してきたが，German も筆者もそのなかの1人である．

　Palmer と Hiiemae は，透視装置の発達により VF での被曝量が減少してきたこともあり，他の哺乳類で行ってきた実験手法を改変して，ヒトでの咀嚼嚥下動態を透視下で観察し，筋電図活動を記録することで，ヒトの咀嚼嚥下のメカニズムや他の哺乳類との差異を明らかにしていった．

3 ─ヒトプロセスモデルのステージ分類

　ヒトのプロセスモデルのステージ分類は，他の哺乳類と基本的に同じである．食物は，口腔内に捕食されたあと，stage I transport によって臼歯部へと運ばれ，嚥下しやすいように咀嚼され唾液と混ぜ合わされる（processing）．嚥下できる性状になったら舌背部に載せられ，口峡部を越えて後方へと送り込まれ（stage II transport），そこで食塊形成されて，嚥下される．本項では，今まで明らかになってきたプロセスモデルの各ステージにおける食物の咀嚼，送り込みのメカニズムについて述べていく．

1　Stage I transport─臼歯部への送りこみ （ホームページ「参考動画」，p.xii 参照）

　ヒトは食物を捕食したあと，その食物を臼歯で咀嚼するために，舌でその食物を臼歯部まで運ぶ．この送り込みを stage I transport と呼ぶ．Stage I transport では，舌全体が後方へと動くことで舌背に載せた食物を臼歯部へと運び，それと同時に舌は外側へと回転して食物を下顎の咬合面へと載せる[8]．このときの舌の運動は，stage II transport のときの舌運動と区別するために舌の「pull back」運動（pull back motion）と呼ばれている（**図6**）．

　ヒトは，他の哺乳類よりも頭蓋の前後径が短いために，前歯部から臼歯部までの距離も短い．そのためヒトの stage I transport はシンプルで，一瞬で終了してしまう．臼歯で噛み切ってしまう食物の場合などは stage I transport がない．

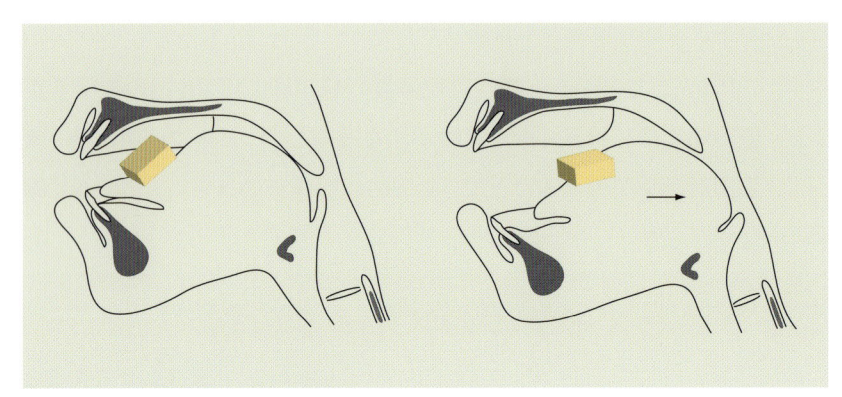

図6　Stage I transport の模式図
舌の pull back 運動によって，臼歯部まで食物を運んでいる．

2 Processing―フードプロセス

1) Processing とは

　Processing とは，捕食した食物を咀嚼して粉砕し，唾液と混ぜ湿潤させ，嚥下しやすい食塊とすることである．咀嚼を必要としないような食物を舌でつぶして，唾液と混ぜ嚥下しやすい状態にすることも processing に含まれる．

　上下顎の咀嚼運動は，大脳皮質と末梢からの入力による修飾を受けながら，脳幹の中枢性パターン発生器によってコントロールされている[9]．下顎はリズミカルに開閉口運動を行い，その振幅は食物の粉砕とともに徐々に小さくなっていくが，その周期的な運動は嚥下まで続く．咀嚼によって小さく粉砕された食片は，唾液により軟らかくなり，細片がだんだんと凝集していくことで，嚥下できるような食塊へと変化していく[10]．上下顎の咀嚼運動に連動して舌，頬，軟口蓋などの軟組織や舌骨が動くことで，効率的な咀嚼を行う．

2) Processing への影響因子

　咀嚼運動は中枢性にコントロールされているが，中枢性制御だけでなく，歯，咬合力，唾液分泌などの生体内の内的因子や食物の性状や他の物理的性質などの生体外の外的因子による影響も受ける（表2）．

　歯は，咀嚼にとってなくてはならない．歯の喪失，咬合接触面積の減少，部分床義歯の使用，咬合力低下によって咀嚼機能は低下する[11〜15]．臼歯の数や機能的咬合接触面積の減少

表2 咀嚼機能へ影響を及ぼす内的因子と外的因子

影響因子	帰　結
内的因子 　臼歯の喪失 　機能的咬合接触面積の減少 　または義歯の使用 　年齢，性別	咀嚼回数の増加 嚥下時の食塊サイズの拡大． 影響はあまりないが，個人差は大きい
外的因子 　食物の硬さ 　食品の乾燥性	咀嚼回数の増加 咀嚼時間と食塊集積時間の延長 咀嚼時間の増加，唾液の必要性の増加

した者では，通常の歯数の者よりも嚥下までの咀嚼回数が増加すると報告されている[11, 12, 16]．一方で，歯数の減少した者や義歯装着者では咀嚼効率が低下するため，嚥下する食物の大きさは大きくなるといわれている[12, 17]．加齢，性別は，喪失歯や疾病などの交絡因子を取り除くと，咀嚼機能にはあまり影響を及ぼさない[11, 13, 18]．一方で，加齢に伴い個人差は大きくなる[11, 19]．

　唾液も咀嚼において重要な役割を持つ．唾液は，食物を湿潤させ，また咀嚼によって細砕された食片を食塊としてまとめる役割を持つ．そのため，唾液分泌が少ないと咀嚼時間が延長する．口腔内に食物があると唾液の分泌量は増加し，咀嚼が開始されるとさらに増加する[20]．食物の性状によって咀嚼中の唾液の分泌量が変化し，乾燥した食物では，嚥下しやすいような食塊を形成するために唾液がより多く分泌される．また，咀嚼中に食物の細片が唾液と混ざることにより，食物の香りや味を感じることができる[21]．

　食物物性も，咀嚼運動やstage II transportに大きく影響する[8, 19]．食物の硬さが高まると，咀嚼回数や咀嚼時間が延長し，それとともに嚥下まで食物が咽頭で蓄積する時間も延長する[19]．また，食物の乾燥度が高いと咀嚼時間が延長する[22]．

3) 咀嚼中の空気の流れ

　液体嚥下の口腔準備期では，液体を口腔内に保持するときに液体が咽頭へと流れ込まないように，舌と軟口蓋が接して口峡部を閉鎖していた．しかし，食物を咀嚼するとき，舌と軟口蓋は，咀嚼運動と協調的に運動しているために，両者はほとんど接せず，口腔と咽頭は一

つの連続した空間となっている．また，咀嚼中，鼻咽腔は鼻呼吸のために開いているので，口腔と鼻腔は咽頭を通してつながっている[19,23]．

　口腔と鼻腔は連続した空間であるので，われわれが食物を食べる間，空気が口腔と鼻腔を行き来している．閉口により口腔の容積が小さくなり，口腔内の空気は，そのまま後方へと流れ，咽頭を通って鼻腔へと押し出される．開口するとまた口腔内のスペースができるために口腔内へと空気が戻ってくる（図7）[24〜26]．また，空気とともに，食べている食物の香りも口腔から鼻腔へと送り込まれる．つまり，われわれは，食物の香りを外鼻孔から嗅いでいるだけでなく，口腔中からくる咀嚼された食物の香りも嗅いでいるのである．Hodgsonらは，実際にヘリウムガスを使って，口腔内の香りが鼻腔へ抜けることを確認している[25]．お寿司を食べたときに，わさびでツーンとなるのも，わさびの香りが咀嚼によって口腔内から鼻まで運ばれるからである．鼻から息を吸い，口から息を吐きながら寿司を食べると，口腔から鼻腔へとワサビの香りが抜けることもなく，ツーンとなることはない（ただし，寿司の風味も減ってしまうことになるが）．

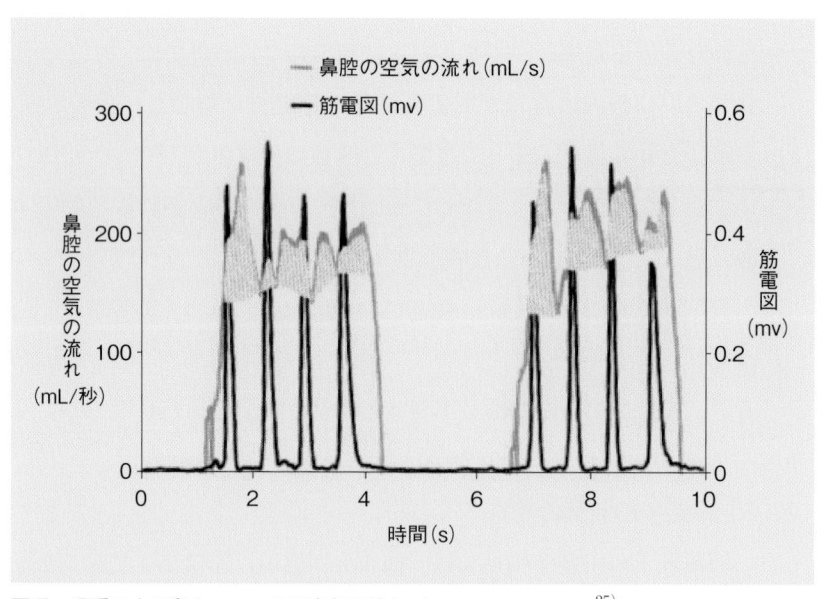

図7　咀嚼による鼻カニューラの空気の流れ (Hodgson, et al., 2003.[25])
咀嚼筋の筋電図と鼻腔の空気の流れを示している．咀嚼によって閉口すると口腔内の空気が鼻腔へと押し出され，開口によってまた空気が吸い込まれる．

3 Stage II transport（ホームページ「参考動画」，p.xii 参照）

1）Transport（送り込み）と bolus aggregation（食塊集積）

　咀嚼された食物は，唾液に混ぜられてある程度嚥下できる性状になると，舌の中央部に集められ，舌と口蓋によって後方へと絞り込まれるように中咽頭へと送り込まれる（**図8**）[19,27]．この動きを stage II transport と呼ぶ．食物が咽頭へと送り込まれた状態を stage II transport としていることがあるが，stage II transport は "transport（送り込み）" であり，送り込む動作として定義づけられている[19]．咽頭，喉頭蓋谷へと送り込まれた食物が，そこで食塊形成されることは，食塊集積（bolus aggregation）と名付けられている[19]．また，個体と液体を含む二相性食物を食べるときの液体成分の咽頭流入や，嚥下反射遅延による液体の咽頭への垂れ込みも，stage II transport とは呼ばない．あくまで舌による能動的な送り込みのことを指す．

　Stage II transport の基本的な動きは，液体嚥下の口腔送り込み期の動きと近似する．その運動自体は，咬合した状態で起こるが，閉口中に食物が舌背部に載せられる．閉口後，舌の前方部が上顎前歯の裏側の硬口蓋に接触し，食塊を中咽頭へと絞り込むように，舌が口蓋に

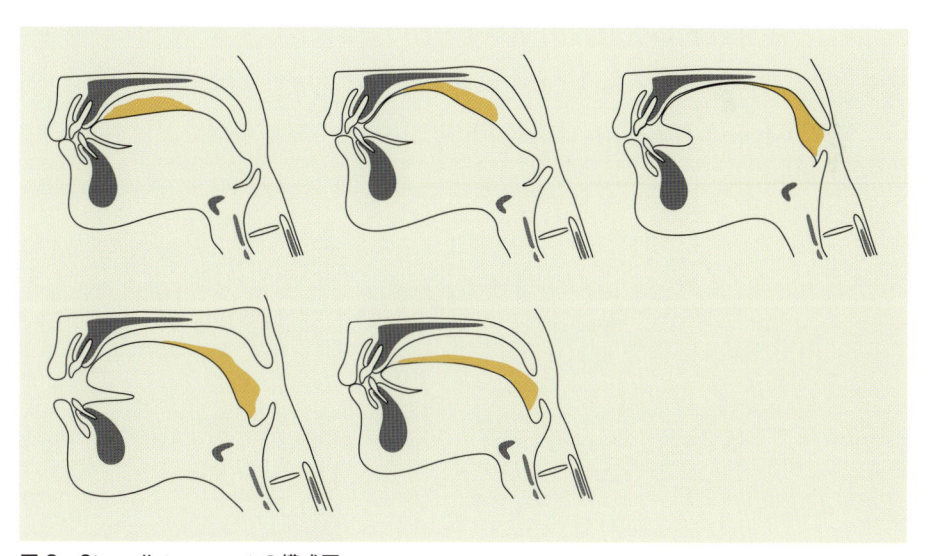

図8　Stage II transport の模式図
舌の squeeze back 運動によって，口腔から咽頭へと咀嚼された食物を送り込む．

対して前方から後方へと接触していき，その接触領域は徐々に後方へと拡大していく（図8参照）．この舌の動きは，"squeeze back"（絞り込み運動）と呼ばれ，stage I transport のときの pull back 運動とは区別される．Stage II transport の原動力は，舌の能動的な squeeze back によるもので，重力による受動的な送り込みの影響は少ない[28, 29]．

Stage II transport による咽頭への食物の送り込みは，嚥下直前だけに起こるわけではなく，咀嚼の途中で順次必要に応じて起こり，その後すぐにまた咀嚼が再開される（**図9**）．中咽頭へと送り込まれた食塊は，その後喉頭蓋谷部まで送り込まれ，嚥下までそこで集積され，口腔に残っている食物は，引き続き咀嚼される．咀嚼した食物から順次咽頭へと送り込んでいくために，口腔内では効率的に咀嚼を行うことができる．

Stage II transport や食塊集積には，個人差が大きく，まったく stage II transport が起こらない人もいれば，10秒以上も喉頭蓋谷での食塊集積が起こる人もいる．また，硬い食物のほうが軟らかいものよりも中咽頭での食塊集積時間が長くなる[19]．

2）送り込みの随意調節

Stage II transport の中枢制御機構についてはまだ明らかになっていない．Stage II transport のときに，下顎が閉口してから，舌が口蓋に対して前方から後方へと接していく動きは，液体嚥下での口腔送り込み期の舌の動きに近似する．そして口腔送り込み期の舌運動は，他の一連の嚥下運動とともに嚥下中枢によって制御されていると考えられている．しかし，stage II transport は咀嚼中に起こるので，嚥下中枢によってその運動が制御されているとは

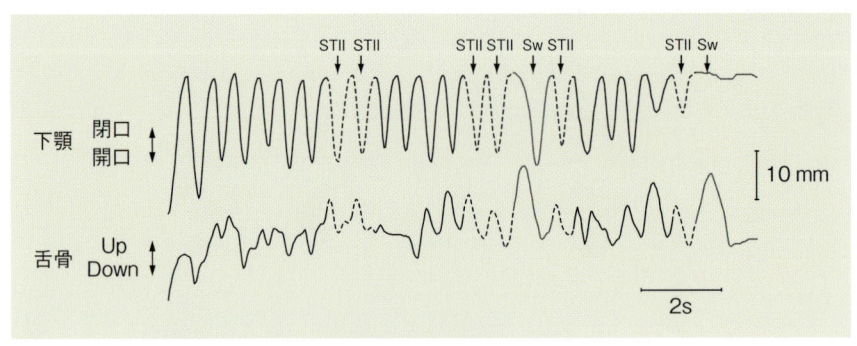

図9 クッキー咀嚼嚥下の下顎，舌骨運動の時系列図
Stage II transport は，嚥下直前だけでなく，咀嚼中に必要に応じて起こる（intercalated）．

考えにくい．一方で，下顎，舌の動きは，他の咀嚼運動の動き，タイミングとも異なるので，咀嚼のパターン発生器からの出力とも異なると思われる．この点については，まだまだ今後の検討が必要である．

　咀嚼や嚥下運動は，CPGによる制御とともに末梢や大脳からの修飾を受けている．嚥下運動は随意的に惹起できるが，いったん始まると，その後は自動的に進み，途中で止めるのは不可能である．一方，咀嚼運動は，随意的に容易に中断できる．そこで，Palmerらは，随意的にstageⅡ transportを調節できるか検討した[30]．被験者に，クッキーを2通りの食べ方で食べてもらい，その様子をVFで記録した．はじめの試行ではいつも通り食べ（自由嚥下），次の試行では，クッキーを食べるが，勝手に嚥下しないように指示し，嚥下の準備ができたら手を挙げて，その後に検者の指示で嚥下するように指導した（命令嚥下）．そうしたところ，命令嚥下で有意に咀嚼時間が延長し，反対に咽頭での食塊集積時間が有意に短縮していた（図10）．つまり，勝手に嚥下しないように指示すると，stageⅡ transportが起こりにくくなり，食物を咽頭へと送り込まなくなることが示された．普通に食べたときには，咀嚼した食物を無意識下にstageⅡ transportによって咽頭，喉頭蓋谷へと送り込み，それに伴い嚥下が誘発されている．しかし，随意的に嚥下を抑制すると，嚥下を誘発してしまうstageⅡ transportまで随意的に抑制する可能性が示された．この研究により，咀嚼嚥下では，嚥下のタイミングやそれまでの食物の流れを随意的にコントロールできることが示されたのである．

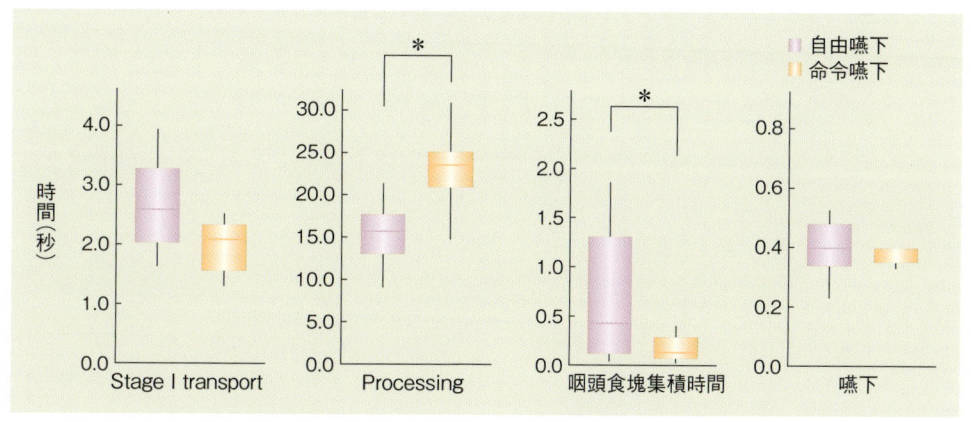

図10　命令咀嚼嚥下と自由咀嚼嚥下における各ステージの平均時間の比較 (Palmer, et al.,2007.[30])
命令嚥下では，有意に咀嚼時間が延長し，反対に咽頭での食塊集積時間が有意に短縮していた．

4 Swallowing—嚥下

1) 嚥下惹起の因子

　プロセスモデルが提唱されるまでは，摂食・嚥下運動は，4期連続モデルをもとに概念形成されてきたことは前述した．4期連続モデルでは，嚥下開始まで食物は口腔内で保持され，食物が口峡部を越えると，嚥下が誘発されると考えられていた[31]．つまり，健常者では嚥下開始前では，食物は口峡より前方にあるのが正常であり，口峡を越えて中咽頭や喉頭蓋谷に食物があるのは嚥下反射の遅延であるとみなされていた．しかし，プロセスモデルにより，咀嚼嚥下のときには，食物が嚥下前に咽頭に存在することが正常なことであることが明らかになった．つまり咀嚼することで，嚥下開始時の食物の位置は変化する．しかし，咀嚼だけでなく，液体嚥下においても，物性や嚥下の仕方で嚥下惹起のタイミングや嚥下開始時の食物の位置が変化する（表3）．

　液体嚥下では，とろみ調整食品を付与し粘性を高めることで，嚥下のタイミングや送り込み時間が変化することはよく知られており，臨床においてもとろみ調整食品はルーティンで使用される．粘性が高くなることで，口腔送り込みの時間が延長し，嚥下開始もそれに準じて遅延する[32,33]．また，粘性があがると咽頭期が延長することも報告されている[34〜36]．そのため，臨床では，口腔内保持が困難であったり，嚥下反射遅延があるような患者に対して使用することで，嚥下前の口腔からのたれ込みを減らすことができ，摂食・嚥下障害患者への食物代償法の一つとして多く使用されている．

　味質も嚥下惹起のタイミングに対して大きな影響を及ぼす．特に，酸味は他の味覚よりもより嚥下誘発に効果的であると報告されている[37〜39]．また，味覚とは異なるが，化学的感覚（chemesthesis）も嚥下を誘発する重要な因子である．化学的感覚とは，刺激や痛みを伴う

表3　嚥下惹起因子

因子	嚥下への影響
粘性	高粘性により嚥下遅延
味質	酸味は嚥下を誘発
化学的感覚	メントールやカプサイシンは嚥下を誘発
連続嚥下	嚥下開始時の食塊位置は喉頭蓋谷か下咽頭．嚥下開始も遅れる
固形物の咀嚼	嚥下開始時の食塊位置は中咽頭か喉頭蓋谷．
二相性食物（固形物と液体）の咀嚼	嚥下開始時の食塊位置は高頻度で下咽頭．

感覚であり，チリペッパーの焼けるような感じやメンソールや炭酸水のスーッとするような冷たい感じを受容する感覚として定義されている．化学的感覚は，味覚とは異なった感覚で，神経伝達物質も異なる[40, 41]．これらのメンソールやカプサイシンなどの化学的感覚による刺激によって嚥下がより誘発されることが明らかになっている[42, 43]．

　コップやストローでの連続嚥下や一口量の増加（20～50 mL）によっても，嚥下開始時の食塊位置は変化する[44～50]．連続嚥下をすると，嚥下開始までに食塊の先端は喉頭蓋谷や下咽頭にまで達する．そのために，連続嚥下での嚥下開始のタイミングは液体の一口嚥下よりも相対的に遅くなる．また，一口量の増加によって咽頭期の時間や嚥下時無呼吸の時間も延長する[51]．連続嚥下といえば，乳児も連続嚥下をしているが，乳児の嚥下でも吸啜運動によって喉頭蓋谷や下咽頭にミルクが溜められてから嚥下される[52]．

　咀嚼嚥下では，その咀嚼する食物によって嚥下のタイミングや嚥下開始時の食物の位置が変化する．固形物では，軟らかい食物よりも硬い食物のほうが，嚥下までに食物が咽頭，喉頭蓋谷へと達する割合が高くなる[19]．さらに，固形物と液体を同時に摂取するとき，われわれは二相性食物と呼んでいるが，食物の先端は，嚥下開始時には高率に下咽頭へと侵入している．武田（柴田）らは，コンビーフと液体バリウムの二相性食物の咀嚼嚥下で，7割ほどの若年健常者において，食塊先端が下咽頭にあったと報告している[53]．松尾らは，米飯と水で同様の検討を行い，40％程の被験者において食物先端の下咽頭への侵行を認めた．松尾らの検討では，水が3 mLと武田（柴田）らの報告（バリウム4 mL）よりも少ない量を使用していることと米飯とコンビーフの吸水性の違いから，下咽頭に達する割合が少なかったと考えられた．これらの二相性食物の咀嚼では，嚥下時に食物は下咽頭まで達しているが，嚥下開始までの咀嚼時間は短縮する．松尾らはさらに，二相性食物の水にとろみ調製食品を混ぜ粘性を変えた二相性食物の咀嚼嚥下についても検討した[54]．その結果，とろみ調整食品の濃度が高まるほど，咀嚼時間や嚥下開始時の食物位置は固形物に近づいていった（図11）．

　以上のように，食べる食物の味や量，硬さ，粘性などのさまざまな性質とともに咀嚼，連続嚥下などその食物の摂取方法によって，嚥下開始時の食物の位置は大きく変化する．そのため，今まで嚥下のトリガーとなる因子については多くの研究がなされてきたが，絶対的なトリガーに関しては，いまだにはっきりとした見解は得られていない．ただ，嚥下前に食物が咽頭にあったとしても，それだけで嚥下反射遅延といえないことだけははっきりしている．

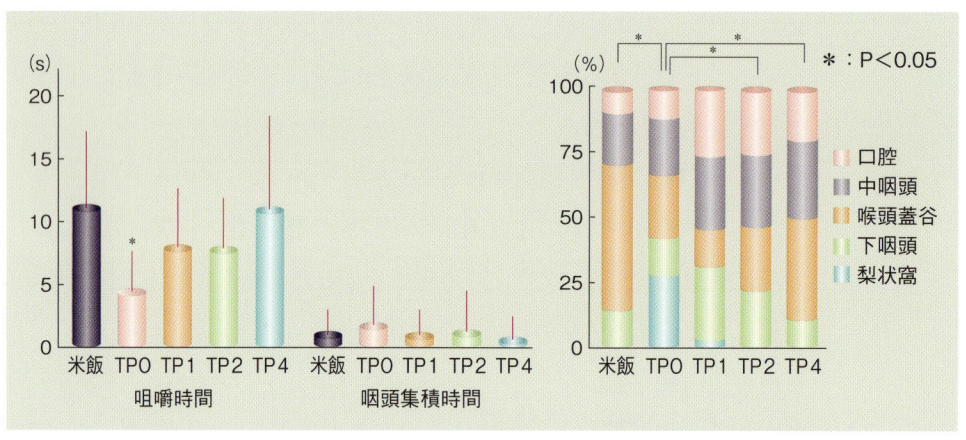

図11 二相性食物へのとろみ調整食品使用による食塊輸送と嚥下開始時の食塊位置の変化

(Matsuo, et al., 2013.[54])

TP0；トロミ 0％, TP1；トロミ 1％, TP2；トロミ 2％, TP4；トロミ 4％.

2) 咀嚼嚥下の咽頭期

　咽頭期では，口腔，咽頭の数十の神経，筋が連続して活動し，0.5秒程度で食物を食道へと送り込んでいく[55]．咀嚼嚥下と液体嚥下では，嚥下開始までの口腔，咽頭器官の運動や食物の動きには大きな違いがあるが，嚥下が始まると，その運動はほぼ同じとなる．ただ，咀嚼された食物は，液体よりも粘性が高く，食塊には咀嚼された食物の細片が含まれ，液体のように均一ではない．そのために，咀嚼嚥下では，嚥下に要する時間が若干延長する．また，固形物の場合，粘性，凝集性が液体よりも高いため，嚥下前の誤嚥のリスクは低くなるが，嚥下後の口腔または梨状窩，喉頭蓋谷部への残留のリスクは高まる．

　咀嚼嚥下では，一口の捕食に対して，複数回嚥下することが多い．摂食中の最後に起こる嚥下は「最終嚥下（terminal swallow）」と呼ばれ，その途中で起こる嚥下は「挿入嚥下（intercalated swallow）」と呼ばれる．咀嚼された食物を嚥下するときも，液体嚥下と同様に上下顎が閉じた状態で開始され，挿入嚥下では，また咀嚼が再開されるので，すぐに開口し，舌も咀嚼に準じた運動をすぐに再開する．最終嚥下後では下顎は閉じたままであることが多い（図12）．最終嚥下では，口に残っていた食物が咽頭へと（stageⅡ transport によって）送り込まれ，その前に中咽頭で集積されていた食物と一緒になり，食道へと送り込まれていく．最終嚥下も挿入嚥下も，嚥下自体の機序は同じである．

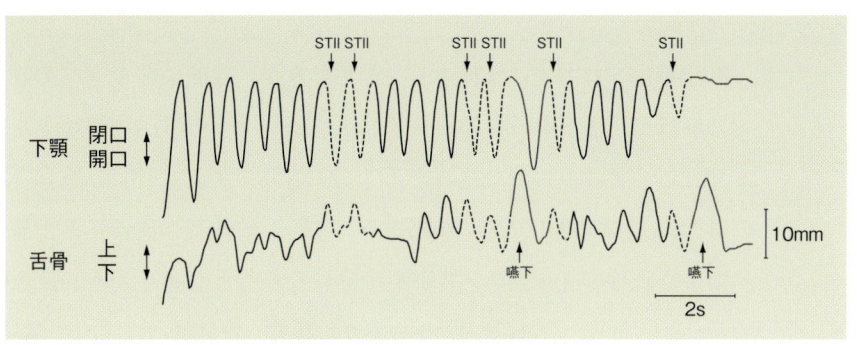

図12　クッキー咀嚼嚥下時の下顎と舌骨の上下方向の動き
STII; stage II transport, Sw; swallow. 挿入嚥下のあとにはすぐまた咀嚼運動が再開されるが，最終嚥下後には閉口したままである．

① 軟口蓋

いったん嚥下が開始されると口腔，咽頭の各器官が連動して食物を効率的に食道へと送り込む．口腔から咽頭へと食物が送り込まれてくる前に，軟口蓋が鼻腔と咽頭腔を遮断するように挙上し，上部咽頭筋も収縮し，鼻咽腔を閉鎖することで，鼻腔への逆流を防ぐ．鼻咽腔閉鎖不全があると，嚥下圧が鼻腔に抜けてしまい，食塊の鼻腔への逆流や咽頭残留が起こる可能性がある．

② 舌，咽頭

舌は，口腔送り込み期やstage II transportでは，舌尖部から舌背部が食物に接し，送り込みの役割を担っていたが，咽頭期では，舌後方の舌根部が重要な役割を果たす．口腔から送り込まれてきた食物をさらに下方へと送り込むために，舌根部は後方へと収縮し，中咽頭部の収縮筋群も収縮する．咽頭の収縮筋群は，上方から下方へと蠕動運動様に収縮していき，さらに咽頭腔の容積を縮小させるために上下方向にも短縮する．

③ 舌骨上筋

食塊が下咽頭へと到達する前に，オトガイ舌骨筋，顎舌骨筋，顎二腹筋などの舌骨上筋群と甲状舌骨筋の収縮により，舌骨と喉頭が上前方へと引き上げられる（図13）．このときの舌骨運動は，液体嚥下と咀嚼嚥下では異なり[56]．咀嚼嚥下では，液体嚥下より舌骨の上方への挙上量が有意に大きいと報告されている（図14）．

④ 喉頭蓋

　喉頭蓋は，自力では反転することができず，喉頭の前上方への挙上によって相対的に後方へと反転し，嚥下中の食物が気道に入らないように喉頭を閉鎖する．嚥下中の喉頭挙上が不十分だと，喉頭蓋の倒れ込みが不十分になる．それに伴い，喉頭閉鎖が不良となり，嚥下中の喉頭侵入や誤嚥のリスクが高まる．また，喉頭蓋の倒れ込みが悪いと，喉頭蓋谷に蓄積されていた食物のクリアランスが不十分になることが多く，嚥下後の喉頭蓋谷部への残留を認めることになる．これは，食物物性の影響で，液体嚥下よりも咀嚼嚥下時に顕著に現れる．

⑤ 食道入口部

　下咽頭まで達した食物は，あとは食道入口部を通って食道へと送り込まれるだけである．しかし，食物が食道へと入っていくためには食道入口部の開大が不可欠であり，かつ重要である．嚥下時の食道入口部の開大には，輪状咽頭筋の弛緩，舌骨上筋群の収縮，食塊の圧力の3機構が寄与している（図13）．嚥下関連筋群のほとんどは，嚥下中に収縮するが，上部食道括約筋だけは嚥下中に弛緩する[55,57]．食道入口部の主要部が輪状咽頭筋である．この輪状咽頭筋が球麻痺などで弛緩しなくなると，食道入口部が開大しなくなるために重度の嚥下障害を呈することとなる．また，食道入口部の開大には，輪状咽頭筋の弛緩だけでなく，舌

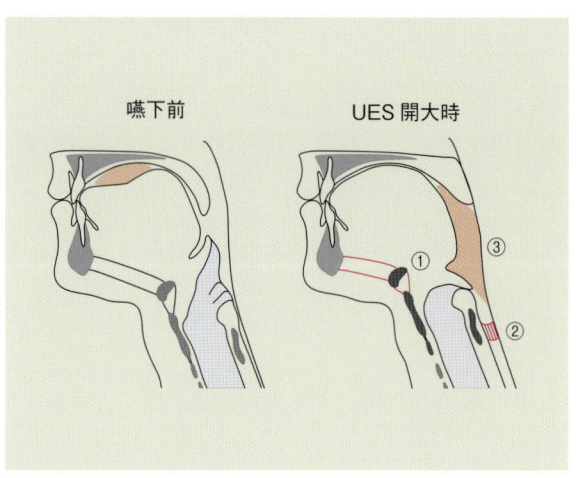

図13　食道入口部（UES, upper esophageal sphincter）開大メカニズムの模式図
UESの開大には，①オトガイ舌骨筋を中心とした舌骨上筋群の収縮，②輪状咽頭筋の弛緩，③食物の上方からの圧が必要である．

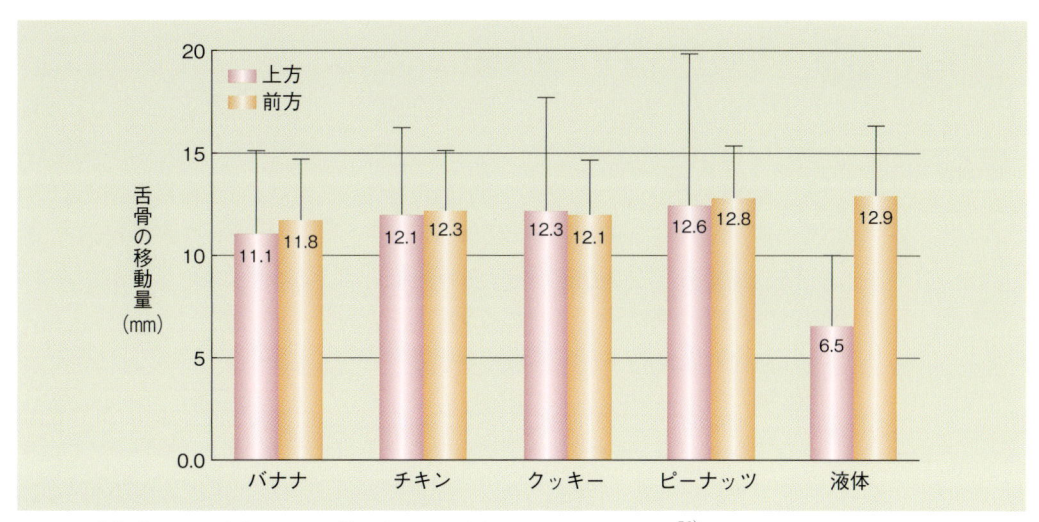

図14　液体嚥下と咀嚼嚥下による嚥下時の舌骨挙上量 (Ishida, et al,. 2002.[56])
咀嚼嚥下では上方への挙上量が有意に高まる.

骨上筋群と甲状舌骨筋の収縮による舌骨，喉頭の前方への挙上が必須である．特に喉頭の前方への挙上が食道入口部の開大には大きな役割を担っている[58]．また下咽頭部へと送り込まれてきた食塊の圧力（intra-bolus pressure）によりさらに食道入口部は開大する．これらの要素が欠けると食道入口部開大が不十分となり，嚥下後の梨状窩への食物残留やそれに続発する嚥下後の誤嚥の危険性が高まる．

（松尾浩一郎）

Column 2　米国のグラント（研究費）システム

わが国の科研費に該当する米国の公的研究費として，NIH（National Institute of Health，国立衛生研究所）から支給される研究費（グラント）がある．NIHは，外部団体への研究費を支給するだけの組織でなく，NIH内部にも27の支部やセンターを持つ非常に大きな研究施設でもある．同じ公的研究費でも，米国とわが国では仕組みがかなり異なる．

まずNIHグラントでは，申請からして一苦労である．研究費の申請書は合計50ページ程度になり，前半の事務的な部分と後半の研究内容の部分がそれぞれ25ページ程度のボリュームとなっている．その時点で心が折れかける．研究内容の部分は，科研費の申請書に似ているが，その具体性や緻密度がまったく異なる．具体的な研究仮説が必要であり，その仮説に至った申請者の過去の論文や未発表の報告を記載する．研究計画では，研究デザインのなかで，必要サンプル数やその妥当性の検証，予備実験結果，統計手技や帰結評価の方法をかなり具体的に書かなければならない．

提出された申請書類は，全国からNIHへ招聘された審査員によって委員会が開催され，その委員会のなかで査読され，申請者には詳細なコメントとともに全体のなかでの順位が連絡される．委員会の審査員名は公表され，自分の申請書を審査した審査員も大体推測できるので，よくない点数が返ってくると，皆，かげでよく審査員の文句をいっていた．もちろん，学会などで会ったときなどは，表向きには仲よさそうな顔をしている．

わが国の公的研究費とNIHグラントの大きな違いは，グラントが研究者自身の給料となり，またグラントで研究員や技師を雇用できる点である．一方で，グラントを獲得できない研究者は，自身の給料が減り，研究員を雇えなくなるので，研究業績も上がらず，そのラボを去る．個人主義，競争社会のなかで，優秀な研究者だけが残っていくシステムである．グラントを獲得した研究者も，獲得の知らせが届いた日から次の研究費申請のことを考えているといっていた．また，大学へも間接経費が支給されるために，大学も研究者の研究費獲得支援のためのセミナー，講習会を開催している．

そんな研究費も，ブッシュ大統領時代にはイラク戦争のために支給金額が大きく減り，オバマ大統領に代わり，グラント採択率は一旦上がったものの，長期経済不況により採択率は非常に低くなっているそうである．研究者にとっても厳しい時代である．

〔松尾浩一郎〕

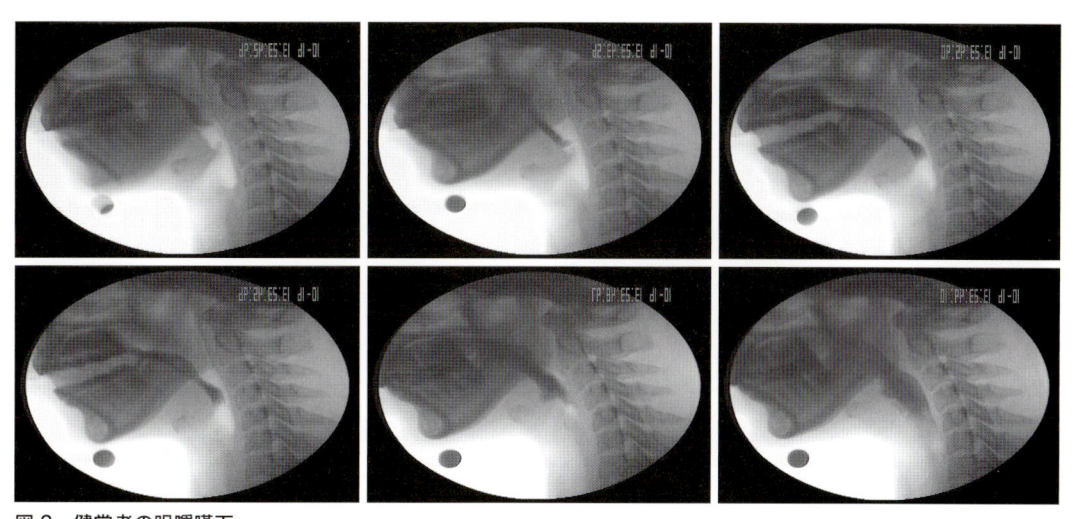

図2 健常者の咀嚼嚥下
(注：小社ホームページに当該ビデオ動画を掲載しています．p.xii 参照)

に個体と液体が分離するものもある．

このように，口腔内で個体と液体とが分離して存在する食品を，二相性食物（two phase food）とよぶ．二相性食物の場合，咀嚼に伴って液体成分，あるいは個体と液体が混ざり合い粘度が低下した食塊が，嚥下反射開始前に下咽頭にまで到達する現象が健常者でも観察される（図3，ホームページ「参考動画」，p.xii 参照）．

物性の異なる食物における，嚥下反射開始直前の食塊の到達位置を図4に示した[6]．液体咀嚼嚥下，クッキー咀嚼嚥下，二相性食物咀嚼嚥下で認められるように，咀嚼が加わると，嚥下反射開始前に食塊が梨状窩に達する率が増加するが，粘性が高いコンビーフは喉頭蓋谷を越えて梨状窩に達することはなく，食塊の下咽頭への進行は咀嚼と食物物性の双方が関与しているといえる．

また，食物の送り込みを考えるうえで，重力の影響も考慮しておかなければならない．座位で摂食する場合には，口腔は水平位となり食塊の送り込みに重力が影響しないが，咽頭部分は垂直となり重力の影響を大きく受ける．そして，口峡は水平部と垂直部の変局点にあたる（図5）．咀嚼を行うことにより軟口蓋，舌，口峡によって作られる関門がゆるむため，液体のように流動性の高い物性は口峡を越えて咽頭に流れ込むことがある．その液体は重力に

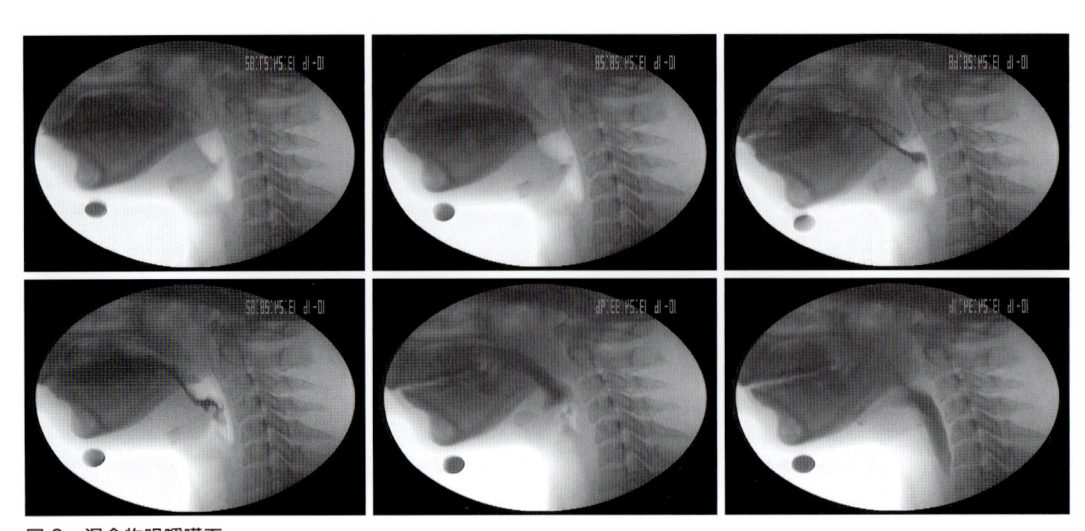

図3 混合物咀嚼嚥下
（注：小社ホームページに当該ビデオ動画を掲載しています．p.xii 参照）

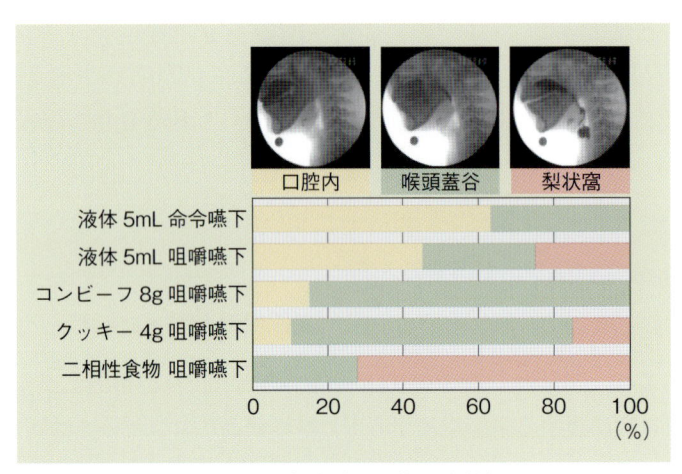

図4 健常者における嚥下反射開始直前の食塊到達位置
健常成人10名における結果．VF側面像で嚥下に伴い舌骨が上前方に急速に移動を開始した時点を嚥下反射開始と定義した．二相性食物咀嚼嚥下とは，液体5mLとコンビーフ4gを同時に口腔内に入れ，よく噛んで飲み込むように指示したもの．咀嚼が加わると，嚥下反射開始前に食塊が梨状窩に達する率が増加するが，粘性が高いコンビーフは喉頭蓋谷を越えて梨状窩に達することはなく，食塊の下咽頭への進行は咀嚼と食物物性の双方が関与しているといえる．

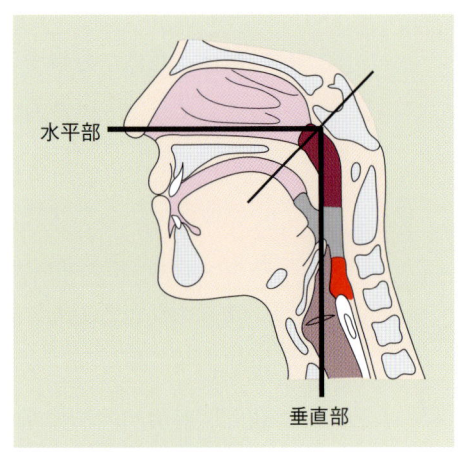

図5 口腔と咽頭の構造
座位での摂食時には，口腔は水平に存在し食塊移送時の重力の影響は少ないが，咽頭は垂直に存在し，食塊移送時に重力の影響を大きく受ける．水平方向と垂直方向の変局点は口峡が存在する．

よって下咽頭まで容易に到達する．これは固形物の咀嚼嚥下で生じる舌による能動的な食塊移送とは異なる現象である．我々は，このような舌による食塊移送を伴わない嚥下運動を isolated pharyngeal swallow（IPS）と呼んでいる．これは Shaker らが secondary swallow と定義した，カテーテルを用いて液体を直接咽頭に注入したときに生じる気道防御的な嚥下反射惹起と同様の現象と考えている．我々の研究では，二相性食品の咀嚼嚥下時の1回目の嚥下で生じる確率が高かった．咽頭の感覚低下のある嚥下障害例では，随意的ではない送り込みが生じた場合に防御的な嚥下反射惹起が遅れ，誤嚥につながるおそれがある．

このように，食物の送り込みに必要な要素として，舌による能動的な移送，重力の影響，食物物性の3要素を合わせて考える必要がある．

（柴田斉子）

Column 3 寄付の多さについて

Johns Hopkins 大学は，米国で医学部がはじめてできた由緒ある大学であり，数多くの著名な臨床家，研究者を輩出している．病院は，全米病院ランキングで2011年まで21年間連続でNo.1を記録した非常に有名な病院であり，世界中から患者が訪れる．また，医学部は，ハーバード大学に続く全米第2位を維持している．研究活動も，基礎，臨床ともに非常に盛んで，ノーベル賞科学者を数名輩出し，多数のノーベル賞候補がラボ（研究室）を有する．

わが国では寄付の文化というものがあまり定着していないが，米国では積極的に寄付が行われる．医学分野への寄付も非常に多く，元マイクロソフトのビルゲイツ財団や自身が Parkinson 病に罹患したマイケル J フォックス財団など多くの寄付財団がある．医学研究で全米トップクラスの Johns Hopkins 大学は，年間数百億円規模になる多額の寄付を受けている．大学に寄付担当の部署があるくらいである．最近でも3億5千万ドル（315億円，1ドル＝90円換算）の個人寄附があったとのメールがまわってきた．世界のお金持ちが自家用ジェットに乗って病院に訪れ，治療したあとに競い合うように寄付をして，寄付者の名前がついたビルがどんどん建っている．各講座にとっても寄付金からスタッフの人件費などを支出するので，寄付は講座の死活問題でもある．筆者も，Palmer に呼ばれていった寄付者との昼食会で，研究内容を報告し，ラボを案内するときなどは，自分のせいで寄付が途絶えてしまったら自分のここでのキャリアも途絶えてしまうかもしれないと想像して，いささか緊張したものだ．

（松尾浩一郎）

Column 4 コンビーフの所以

　本書のなかで紹介されている咀嚼嚥下の研究結果で，コンビーフが度々登場する．また，実際のVFでも，咀嚼嚥下，特に二相性食物の被験食品としてもコンビーフが使用されている．その理由はなぜなのであろうか？

　コンビーフは，米飯などのように咀嚼してもすぐに液体と混ざり合わないので，二相性食物としての評価食品として適しているのである．二相性食物咀嚼中の液体の咽頭への送り込みやそれに伴う嚥下惹起機構が評価しやすいのが特徴である．また，クッキーなどに比べ，食品自体が軟らかいので，咀嚼能力が低下した患者でも咀嚼しやすいという利点もある．

　という理由は，実は後づけの理由であって，本当の理由は少し異なる．コンビーフが被験食品に選ばれたのは，2000年である．本書の共著者でもある柴田が，プロセスモデルを提唱したJohns Hopkins大学のPalmerのもとでの留学から帰国したのち，わが国でも咀嚼嚥下の実験を行おうと考えた．Palmerらは，被験食品を，ハードフード，ソフトフードとして，クッキーとチキンサラダを使用していたので，柴田も同じ製品を使用しようと考えた．クッキーは，わが国でも同じ製品（ショートブレッドフィンガー，ウォーカー社製）が販売されていたので，そのクッキーを採用した．一方で，チキンサラダはわが国では販売されておらず，その代替品を探さなければならなかった．チキンサラダとは，チキンをペースト状にすりつぶした食品で，サンドイッチの具としてよく用いられている．柴田らは，幾つかの食品を食べ比べ，最終的にチキンサラダに一番近い物としてコンビーフが選ばれたのである．結果として，コンビーフは，咀嚼嚥下の評価，特に二相性食物の咀嚼嚥下評価に適しており，それ以降も，咀嚼嚥下の研究，臨床評価において継続して使用されることとなった．

　さて，そのバリウムコンビーフの味はというと，何ともいえない．コンビーフは適度な塩味もあり，いろいろな料理に応用されている．一方で，最近のバリウムは，飲みやすいように甘く味つけされている．そして，塩味のコンビーフと甘味のバリウムを混ぜるとどんな味になるか，ご想像におまかせである．もう一つおまけで述べておくと，チキンサラダの代替品としてコンビーフを選んだ柴田先生だが，実はまだ1度もチキンサラダを食べたことはないそうである……．

（松尾浩一郎）

Part1: 基礎編

Chapter 4
咀嚼嚥下にかかわる運動

咀嚼嚥下では，上下顎の開閉口運動だけでなく，その運動に協調した舌，軟口蓋，舌骨などの運動によって，効率的に食物を咀嚼し，咽頭へと送り込んでいる．ここでは，咀嚼からstage II transport までの下顎，軟口蓋，舌骨の動きについて述べていく．

1─下顎

顎関節部では，下顎骨の下顎頭が関節円板を介して頭蓋骨に接している．この顎関節の形状により，下顎は，上下方向への回転運動とともに前方，側方への滑走運動を行えるので，食物の剪断（嚙み切る）だけでなく，臼磨（押しつぶし）により，食物を粉砕して嚥下しやすい性状に変えることができる．

開閉口筋群のリズミカルな活動により下顎の咀嚼運動は行われている．咀嚼の開閉口サイクルは，fast closing, slow closing, slow opening, fast opening の4相に分けて説明されることがあるが，Palmer が人間での咀嚼運動を解析したときには，はっきりと4相に分けるのは難しいとも報告している[1]．下顎運動の上下方向への振幅は，捕食後の stage I transport のときが1番大きく，咀嚼の進行とともに小さくなる．また，硬い食べ物の方が軟らかい食べ物よりも下顎運動が大きくなる．

歯の嚙み合わさる面を咬合面と呼び，左右臼歯部咬合面のうち，食物を実際に嚙んでいる側を作業側（working side），反対側を平衡側（balancing side）と呼ぶ．咀嚼中の下顎の運動方向は，前方からみると，tear drop といわれる紡錘形の軌道を描く．嚙んだ状態から，開

*咀嚼嚥下では，上下顎の開閉口運動だけではなく，
舌，軟口蓋，舌骨などが協調して効率的に
食物を咀嚼し，咽頭へ送っている．本章では，こうした
咀嚼から stage II transport までの下顎，舌，軟口蓋，舌骨の
動きについて解説する．*

口していくときには，ほぼ真下の方向へと下顎は動き，やがて下顎骨は作業側へと偏位していく．そこからまた閉口していくときには，食べている食物をすりつぶすように噛みこんでいく．実際の食事では，片側だけでなく，両側で咀嚼することもしばしばあり，また作業側が頻繁に変わることもある．このような場合，側方への顎運動は，より複雑になっている[2]．

咀嚼運動は，咀嚼する人とは直接関係のない食物の物性などの外的因子や咀嚼する人自身に内在する歯数，咬合面積，唾液分泌などの内的因子の影響を大きく受ける．これらの因子が，嚥下までの咀嚼回数など咀嚼のパフォーマンスに影響を及ぼすことは多くの研究によって報告されてきた．

しかし，口腔，咽頭の筋力が低下した摂食・嚥下障害患者において，これらの内外的因子が咀嚼嚥下機能にどの程度影響を及ぼすかはまだ明らかになっていない．今後の研究が期待される．

2 ― 舌 (ホームページ「参考動画」, p.xii 参照)

舌は，捕食から嚥下まで止まることなく動き続けている咀嚼嚥下に欠かせない器官である．極端にいうと，歯がなくても咀嚼嚥下できるが，舌がないと，咀嚼嚥下機能の低下は著しい．

舌は，捕食した食物を臼歯部へと運び，咀嚼中は咬合面へと載せ，stage II transport で咽頭へと食物を送り込み，嚥下では，食物を下咽頭部へと押し込んでいく．舌の器質的な欠損や機能障害があると，臼歯部へと食物を運べず，咬合面から落ちた食物を拾いあげることができずに咀嚼の効率性が低下し，咽頭への送り込みも困難となる．

舌は下顎の咀嚼運動と空間的，時間的に連動しながら周期的に動く[1,3]．動き続けているために，軟口蓋ともほとんど接していない．舌の運動を嚥下造影（VF）などで側方から観察すると，舌は上下，前後ともに大きく動いているのがわかる．一方で，下顎は上下方向には大きく動いているものの，前後方向の運動幅はあまり大きくない（図1）．そのため，舌の上下

方向の運動成分は，下顎運動との相関性が高いが，前後方向の運動成分は，下顎よりも運動成分が大きく，相関性もあまり高くない[3]．

　Palmerらが，咀嚼中の舌の詳細な動きを報告している．舌は，開口とともに前下方へと動き，開口運動の中期から後半にかけて最前方へ来る．そこから方向を変え，開口後期には後方へと動く．閉口とともに舌は上後方へ動き，閉口中期から前方へと方向を変える（図2）．下顎運動と舌運動の連動性は，構音時よりも咀嚼時のほうが高い．つまり，舌は，咀嚼中は下顎の開閉口運動と協調して動き，構音時には，下顎運動からより独立して運動している（図1）．

　舌は咀嚼の効率性を向上させるため，咀嚼運動にあわせて左右へと回転しながら食物を咬合面に載せる[4]（図3）．さらに，舌は，咀嚼の途中で食物の一部または全体を反対側の歯列上へと運ぶことがある．この動きにより，咀嚼側が置換されたり，両側で咀嚼することになる．上下顎が食物を噛み込むと，その一部が咬合面からはみ出る．そのままだと食物が咬合面から落ちてしまい，咀嚼ができないので，そのはみ出た食物を咬合面上へ戻すように，開口中に，舌が外側へ，頬が内側へと押し込む．舌が，舌側へとはみ出た食物を数回外側へ押すと，その食物は口腔前庭側へと移動することとなる．すると今度は頬が，咬合面上に食物を載せるように内側へと押し返す（図4）．顔面神経麻痺などによる頬筋の収縮不良があると，咀嚼中に頬側の口腔前庭へと落ちた食物を咬合面へと戻すことができずに，どんどん頬側の前庭部へと貯留してしまう（図5）．逆に，舌下神経麻痺や舌切除などによる舌の運動障害があると，舌が咬合面に食物を載せることができずに，舌下部に食物が貯留してしまうことになる．

　舌は，咀嚼している間は，咀嚼のための側方運動と側方への回転運動，前後方向への運動がメインとなるが，stageⅡ transportによって咀嚼された食物を咽頭へと送り込むときには，まったく別の動きになる．咀嚼中，下顎が閉口したところで，咀嚼された食物を舌背部に載せ，咽頭へと食物を送り込む．このとき，舌は前方部から後方へと口蓋に対して徐々に接触するように盛り上がっていくことで，食物を絞り込むように咽頭へと送り込む（p.33, 図8参照）．このstageⅡ transportによる舌の動きは，咀嚼運動中に挿入されるので，舌は，咀嚼とstageⅡ transportにあわせながら運動を切り替えている．

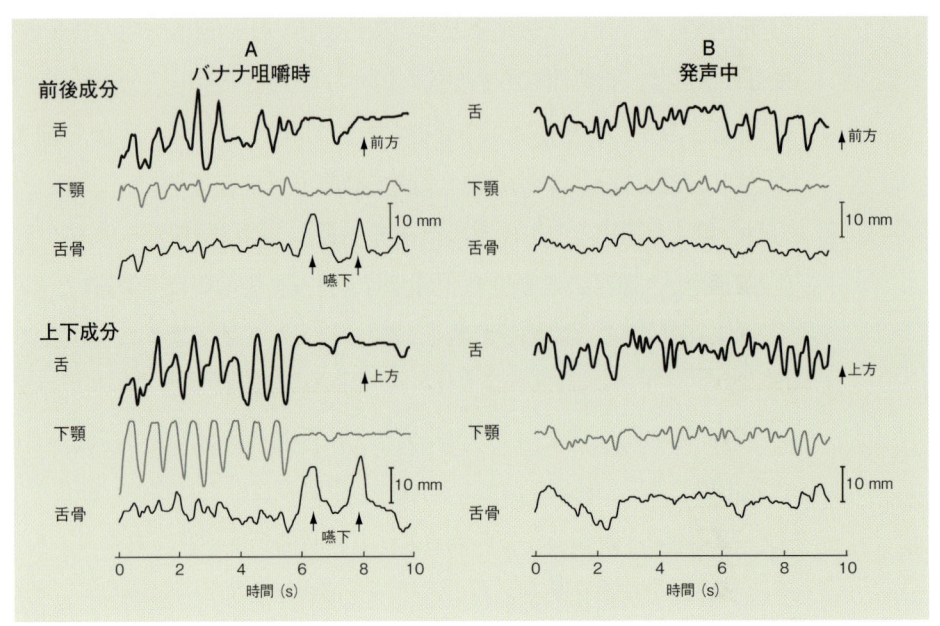

図1 バナナ咀嚼（A）および発声中（B）の下顎，舌，舌骨運動の上下，前後成分の時系図
(Matsuo, et al., 2010.[3])

バナナ咀嚼中には下顎の上下方向の動きに連動して，舌が前後，上下方向に大きく動いている．一方，発声中には，舌の運動は不規則になり，下顎運動との連動性も低下する．

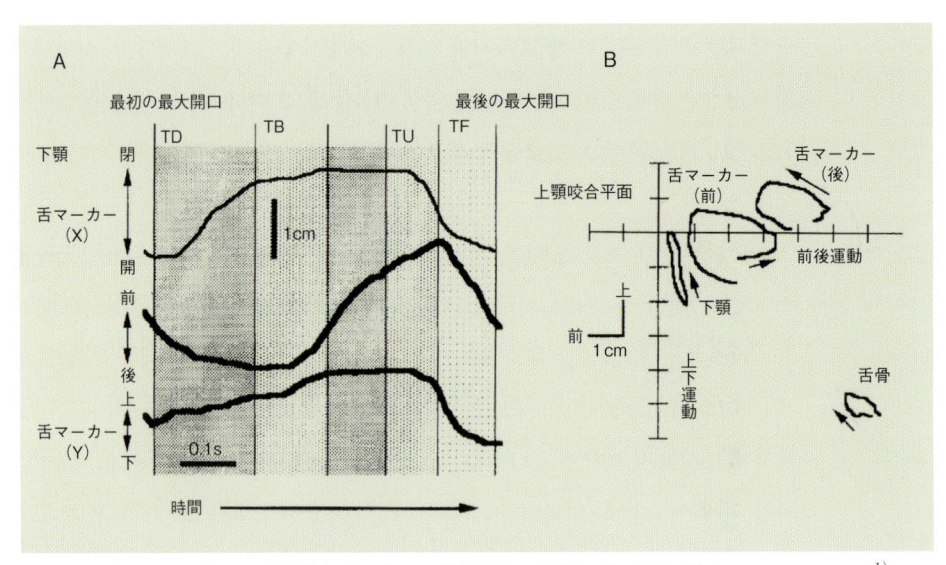

図2 咀嚼サイクル中の下顎運動と舌の上下，前後方向の運動のタイミング（Palmer, et al., 1997.[1]）
舌は咀嚼運動に連動し，前後，上下方向に動いている．

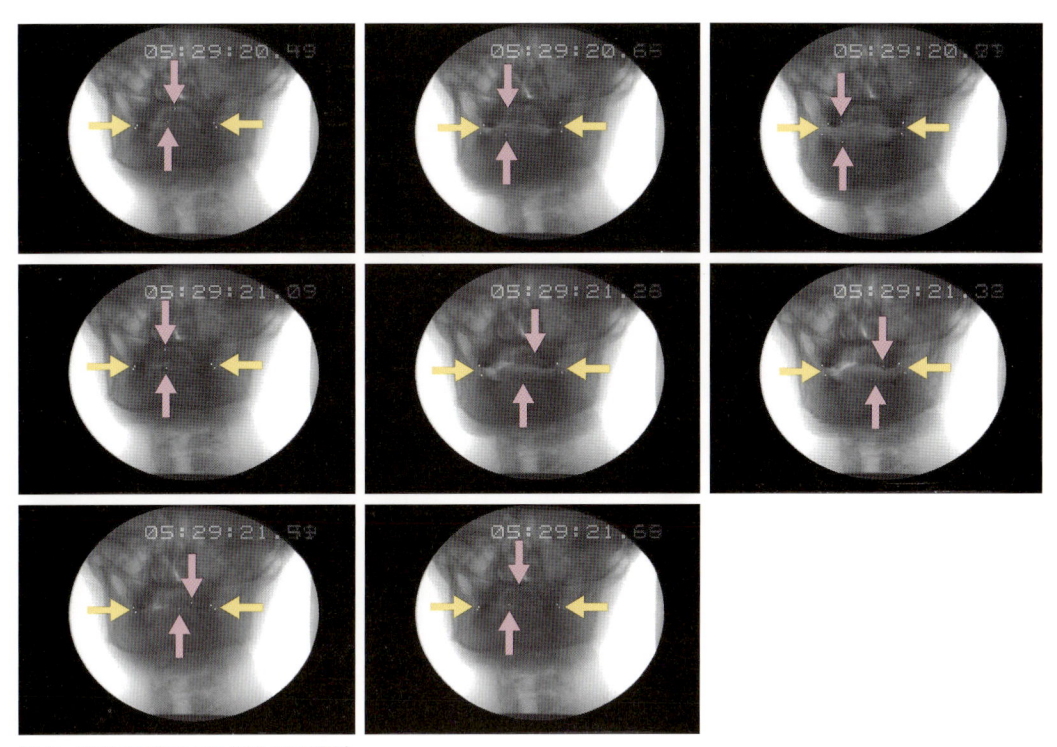

図3 VF正面像での下顎と舌の運動
上下顎の臼歯部と舌背前方部，後方部にマーカーを付けている（上下顎臼歯部：⬅，舌：⬅）．舌は開口とともに咀嚼の作業側へと回転している．はじめのサイクルでは右（向かって左）に回転し，次のサイクルでは左に回転している．

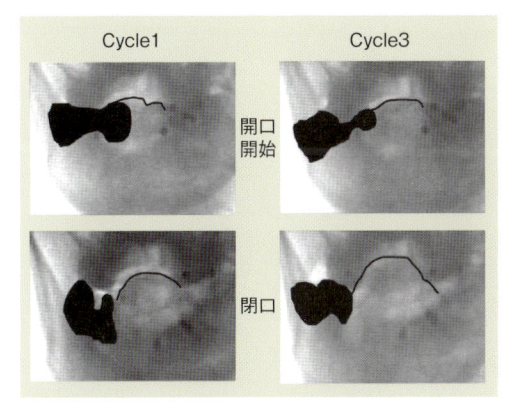

図4 肉を食べているときのVF正面像
(Mioche, et al., 2002.[5])

Cycle1では，舌が食物を咬合面に載せて，Cycle3では，頬が収縮して，食物を咬合面に載せている．

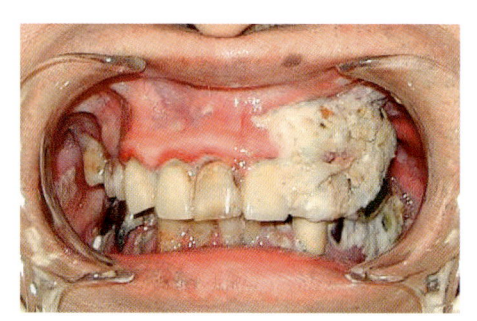

図5　左顔面神経麻痺による頬側歯肉への食渣残留

3 ― 軟口蓋 （ホームページ「参考動画」，p.xii 参照）

　軟口蓋は，嚥下のときには鼻咽腔を閉鎖する．一方，咀嚼中は通常鼻呼吸であるので，鼻咽腔は開いている．しかし，咀嚼中に軟口蓋が動いていないわけではない．軟口蓋も，舌や頬などと同様，咀嚼運動に連動してリズミカルに動いている．4期連続モデルの概念のなかでは，軟口蓋は，咀嚼中は舌背と接して口峡を閉鎖していると思われていた．そのため，咀嚼中の軟口蓋の動きに注目する研究などなかった．咀嚼中の軟口蓋の動きについて初めて報告したのは，Hiiemae である．1999 年に発表した論文[6]のなかで，咀嚼や stageⅡ transport のときに軟口蓋がリズミカルに動いていることを報告している．その後，下顎の咀嚼運動に連動した軟口蓋の動きが明らかになってきた．

　軟口蓋は，咀嚼運動に連動してリズミカルに挙上する[7,8]．しかし，その挙上は，嚥下のときのような鼻咽腔を閉鎖するような大きなものではなく，挙上している時間も短く，嚥下中の軟口蓋挙上とは明らかに異なる動きである．咀嚼中の軟口蓋の挙上は，下顎の開口とほぼ同期したタイミングで開始され，開口中に挙上が完了し，すぐ下降しだし，閉口の途中でまた最初の位置へと戻る（図6）．このタイミングは非常に精密で，個人差も少ない．しかし，軟口蓋の挙上頻度は個人差を大きく認め，ほぼすべての咀嚼サイクルで軟口蓋挙上を観察できた被験者もいれば，咀嚼中にほとんど挙上しない被験者もいた．

　咀嚼中の軟口蓋の挙上は，嚥下中の挙上とはタイミングや挙上時間もまったく異なる（図7）．咀嚼中では，基本的に開口とともに挙上し，閉口とともに下降する．しかし嚥下のときには，軟口蓋は閉口して少し経ってから（舌が食塊を舌背に載せてから）挙上する．そして

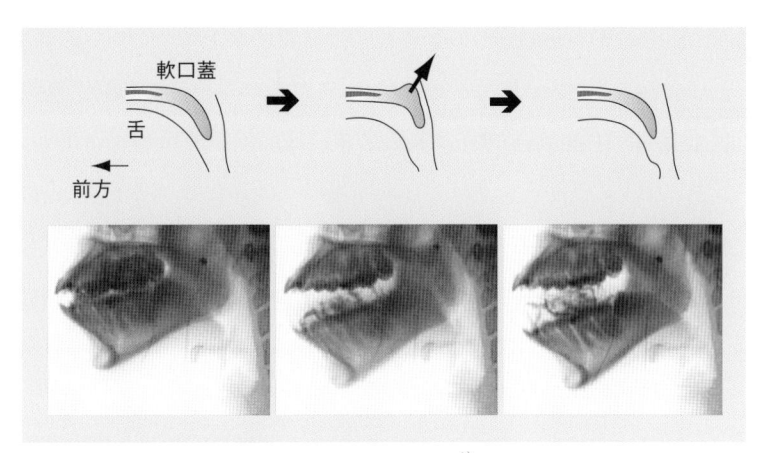

図6 咀嚼中の軟口蓋の運動 (Matsuo, et al., 2010.[9])
開口とともに軟口蓋は挙上し，閉口中に下降する．

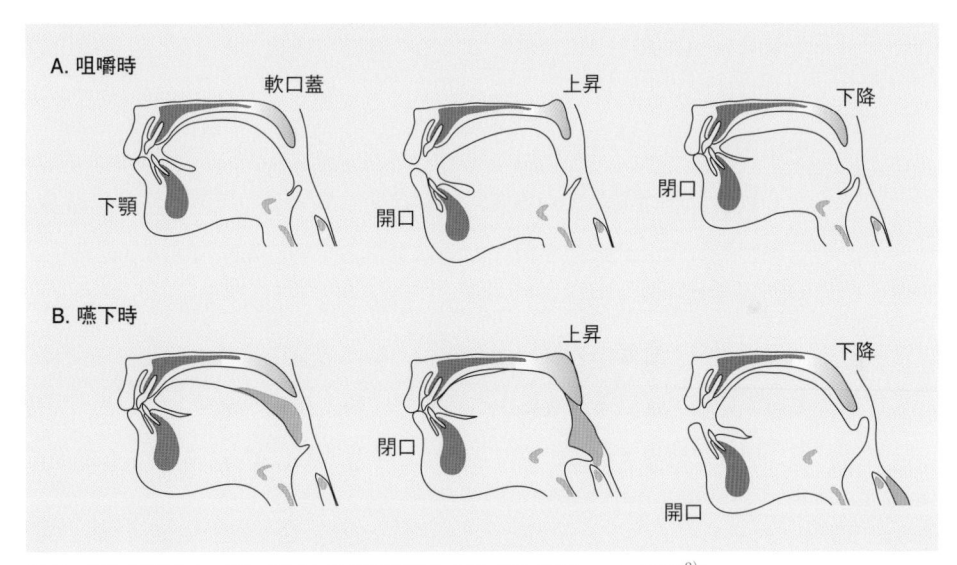

図7 （A）咀嚼中と（B）嚥下中の軟口蓋挙上の模式図 (松尾, et al., 2008.[8])
咀嚼時と嚥下時では，下顎運動に対する軟口蓋挙上のタイミングが異なる．

嚥下が終了し，次の咀嚼が再開され開口が始まると，軟口蓋は下降する．つまり，咀嚼のときと嚥下のときでは，軟口蓋の挙上のタイミングは，まったく正反対なのである．また挙上時間も，嚥下のときのほうが有意に長い[8]．軟口蓋の運動は，咀嚼と嚥下でそれぞれの中枢神経系によって制御されている可能性がある．

Stage Ⅱ transport のときも，軟口蓋は挙上する．Stage Ⅱ transport のときには，軟口蓋は食物を咽頭へと送り込むために，舌の squeeze back 運動に相対している．そのため，stage Ⅱ transport サイクルのときには，軟口蓋は stage Ⅱ transport したあとに挙上するので，挙上のタイミングは，他の咀嚼サイクルに比べると少し遅れることとなる．

　軟口蓋の挙上のタイミングは，研究の被験者間でほとんどばらつきがなかった一方で，挙上の頻度は，被験者間での差が非常に大きかった．また，軟口蓋はすべての咀嚼サイクルで挙上しているわけではない．その理由が，はっきりしなかったのだが，ある仮説から筆者らは呼吸との関係に着目した．

　呼吸の経路は，肺から咽頭までは一つだが，そこから口腔と鼻腔の二つに分岐する．その経路の決定に重要な役割を果たしているのが軟口蓋である[10]．口呼吸のときには，軟口蓋は挙上し鼻咽腔を閉鎖する．鼻呼吸のときには，軟口蓋は下降し，舌と正対し，軟口蓋後方の上気道がつぶれないようにしている．特に，吸気のときには，その下気道へと流れる空気の流れによって咽頭腔はつぶれる方向に力が働く．それに相対するために，舌や軟口蓋の筋肉が緊張している[11～13]．

　われわれが咀嚼している間，口唇は閉じているので，基本的には鼻から呼吸する．そのとき軟口蓋は，上気道腔を保つために緊張しているはずである．しかし，咀嚼運動に連動して軟口蓋は鼻咽腔を閉鎖はしないが，閉鎖する方向へと収縮する．この両方向への運動が相反するために，咀嚼中の軟口蓋が常に，特に吸気中に挙上しないのではないかと考えたのである．実際に，軟口蓋は吸気中には有意に挙上頻度が減少していた[14]（図8）．これらの結果から，咀嚼に関連する軟口蓋の運動は，呼吸活動によって抑制されている可能性が示された．

4 ― 舌骨

　舌骨は，舌骨上筋，下筋群を介して頭蓋，下顎，胸骨，甲状軟骨とつながっている．それらの筋結合によって，舌骨は摂食中の下顎や舌の運動をコントロールする重要な役割を担っている．舌骨は，嚥下中にはその前上方への挙上により喉頭挙上を助け，気道防御，食道入口部の開大を促すような重要な役割を担っている．一方，咀嚼中も，舌骨は下顎運動との連動性を保ちながら動いているが，その動きは下顎や舌の運動ほど一定していない．

　昔は，舌骨は，咀嚼中には下顎運動のための固定装置として動かず，嚥下時のみ動くもの

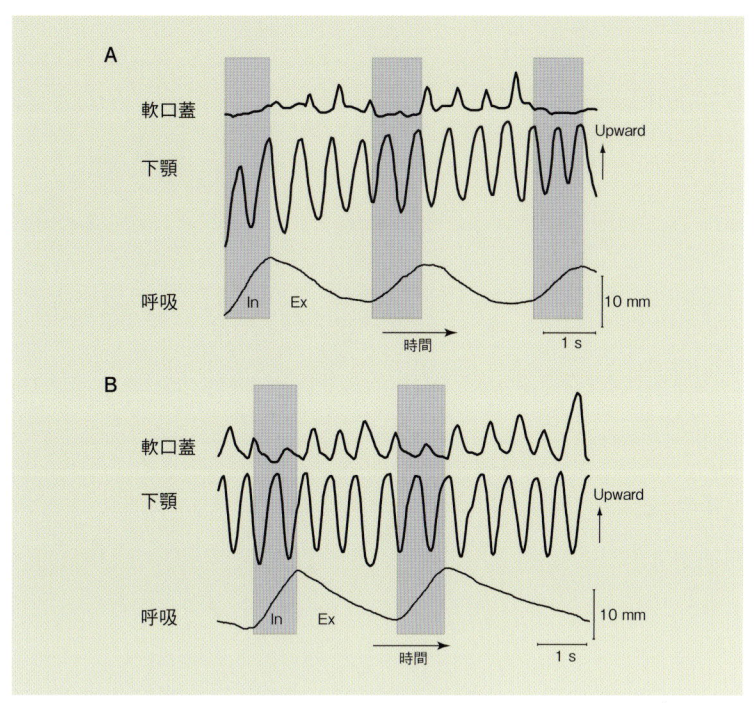

図8 呼気相と吸気相での咀嚼中の軟口蓋運動の例（Matsuo, et al., 2010.[14]）
(A) と (B) は別々の被験者である．(A) 吸気相では，軟口蓋の運動がなくなっている．(B) 吸気相で，軟口蓋挙上量が減少している．

だと考えられていたが，Crompton, Thexton, Hiiemae らのグループが，オポッサム（フクロネズミ），ネコ，マカークザルなどを用いて咀嚼運動中の舌骨の動きについて報告し[15〜18]，咀嚼中の舌骨運動について明らかにしている．彼らは，摂食中の動物を，シネ嚥下造影（cinefluorography）で撮影し，下顎や舌骨，マーカーをつけた舌の運動を検証していた．

ヒトと他の哺乳類では，姿勢の違いなどから，頭蓋，下顎骨に対しての舌骨の相対的な位置関係が異なる．舌骨と喉頭は，他の哺乳類では下顎骨の後方に位置するが，ヒトではより下方に位置する．舌骨筋群の種類などは，ヒトでも他の哺乳動物でも同じなのだが，舌骨の位置が異なるために，舌骨の運動のタイミングなどは異なる可能性がある．ヒトでの咀嚼中の舌骨の運動については，Palmer, Hiiemae らによって報告されている[1, 19]．舌骨は，咀嚼の間止まることなく下顎運動と連動した動きをみせるが，舌ほどリズミカルな運動ではない（図1参照）．

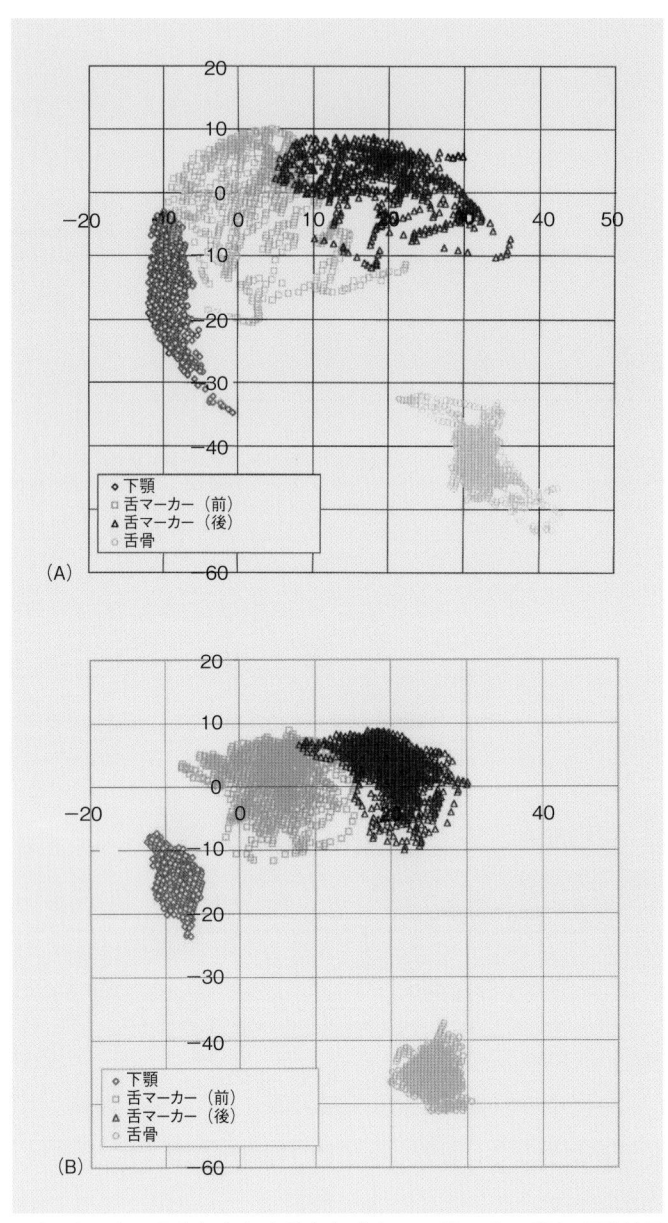

図9 クッキー咀嚼中（A）と発声中（B）の下顎，舌，舌骨の運動範囲
(Hiiemae, et al., 2002.[21])

咀嚼中は，下顎，舌，舌骨ともに大きな運動範囲をもつが，発声中には，その領域は小さくなる．発声中の舌骨は，咀嚼中に比べてやや前方に位置している．

嚥下中の舌骨は，重要な役割を果たしている．閉口した状態で，オトガイ舌骨筋，顎二腹筋前腹，顎舌骨筋などが収縮することで，舌骨は前上方へと挙上する．同時に甲状舌骨筋も収縮し，喉頭が舌骨とともに上前方へと挙上する．この喉頭の上前方への挙上によって，食道入口部が開大し，奥舌の収縮などとともに喉頭蓋が後方へと反転し，喉頭口を閉鎖する．舌骨と喉頭の挙上は，嚥下中の気道防御と食物の食道への送り込みという二つの重要な機能に関わっている．咀嚼嚥下のときでは，液体嚥下のときと比較して舌骨の前方への移動量は変化しないが，上方への挙上量が増加すると報告されている[20]．これは，嚥下前の閉口に伴う舌骨挙上が関与していると考えられている．

　発音のときの舌骨は，咀嚼や嚥下中ほど重要な役割を果たしておらず，舌や下顎運動との連動性も低い[22]．発音中の舌骨運動の運動範囲は，摂食中に比べて小さく咀嚼中よりも前方にある．つまり，発音中と咀嚼中では，舌骨筋群の活動や下顎運動範囲が異なるために，舌骨の運動範囲がまったく異なっている[21]（図 9）．

（松尾浩一郎）

Column 5　Chune の働きについて

　Palmer のプロセスモデルに関する研究では，VF を使用した顎，舌骨，舌などの動作解析がよく登場する．歯だけでなく舌，軟口蓋などの軟組織に X 線不透過性マーカーをつけ，咀嚼嚥下中のそれらの動きを解析し特徴を明らかにする．動作解析は，近年リハビリテーションなどの分野で発達し，オートメーション化された解析が行えるようになっている．しかし，VF というモノクロの映像のなかで黒色のマーカーの動態を解析するのは，たとえマーカーの自動追尾機能があっても非常に困難である．まして，10 年以上前の時代にはそんなソフトウェアも存在しなかった．そこで，Palmer は，技師を雇い，マニュアルの動作解析を行っていた．長年 Palmer のもとで技師をしているのが，Ms. Chune Yang である（みんなチャンガさんと呼んでいた）．中国人であり，2 児の母でもある Chune は，日本人のポスドクとも仲良く，中華料理の腕もすばらしかった．筆者も公私ともに大変お世話になった．

　動作解析方法であるが，まず VF を録画した S-VHS の映像をパソコンに取り込み，無料動作解析ソフトである Image-J (NIH, Bethesda, MD) で解析する．解析は，完全にマニュアル操作である．動画の 1 画面をだし，歯などのマーカーにマウスのポインターをあわせてクリックするとその座標が記録される．次のフレームに移り，またマーカーをクリックする．これをひたすら繰り返すとマーカーの経時的な座標が記録される．

　この作業は非常に時間がかかり，忍耐が要求される作業である．ビデオは，1 秒当たり 30 フレームで，1 食物の咀嚼嚥下にかかる時間が，食物によって異なるが，平均約 30 秒である．すると，30 フレーム × 30 秒で，1 マーカーのプロット数が，900 ポイント /1 食物となる．マーカーは通常，上下顎の犬歯と臼歯と舌などの軟組織に付けられ，また，舌骨の動きもプロットされる．すると，一人当たり約 6 マーカーの解析を行う．被験食物は，3，4 種類で 2 試行するので，一人当たり，6～8 試行になる．するとどれくらいのプロット数になるだろうか．1 マーカー 900 プロット × 6 マーカー × 8 試行 = 43,200 プロット /1 人になる．4 万回以上マーカーを探してクリックして，ようやく 1 人分である．そして 1 実験で，10～15 名の被験者がいる．すると 1 実験あたり 40 万プロット以上になる．もちろんマーカーが映像上で見にくい場合もあり，そのようなときには前後のフレームを行ったり来たりしてマーカーの位置を確認しなければならない．この作業は，途方もない労力を必要とする．Chune さんは，間違いなくこつこつ型の人間であるとは思うが，この仕事を着実にこなしていた．Palmer のプロセスモデルに関する多くの論文は，Chune さんの仕事なしではまずありえなかった．

（松尾浩一郎）

Part1: 基礎編
Chapter 5
嚥下惹起のメカニズム

1 — 嚥下惹起とは

臨床上，嚥下惹起性は重要な関心の対象である．嚥下障害の評価では，「嚥下惹起性が悪い」，すなわち「嚥下運動の開始が遅い」，あるいは「反射が起こりにくい」などと表現し，嚥下造影では食塊が咽頭に入ってから何秒で嚥下運動が起こったかなどで，その程度を計測することもある．

ここで，以下に嚥下惹起を考えるときに注意しなければならないことを考えてみる．

1 | 嚥下反射（swallowing reflex）と咽頭嚥下（pharyngeal swallow）

「咽頭期は嚥下反射からなる」とされている．一般に反射とは，刺激（環境の変化）が不随意で自動的な応答（多くの場合は筋活動）を引き起こす現象とされる．これを嚥下反射に当てはめると，咽頭腔に食塊が進入（環境の変化）してこれが刺激となって，一連の嚥下運動という応答が起こり，食塊を気道ではなく食道に移送するという生物学的に意義のある運動が完結する．

ここで，嚥下反射によって起こる一連の嚥下運動を咽頭嚥下と呼ぶのであるが，一般的にはこの運動を，
①軟口蓋挙上による鼻咽腔閉鎖
②舌骨と喉頭の挙上

臨床において，嚥下惹起への関心は高いといえよう．
嚥下の誘発を考える際には，voluntary なものか spontaneous なものかを区別する．
嚥下惹起の臨床評価も同じで，voluntary なものでも
液体嚥下か咀嚼嚥下かの区別を明確にし，
そのうえで食塊の動きに対し咽頭嚥下が適切に起こって
いるのかを判断しなくてはならない．

③声帯，仮声帯，喉頭蓋による喉頭閉鎖
④上食道括約筋の弛緩
⑤舌床の後方への運動
⑥舌根収縮

の要素にまとめている．

　この要素に，軟口蓋，咽頭，舌根，喉頭，上食道括約筋があり，舌の前方部分がない．つまり，舌の前方部の食塊送り込み運動は口腔送り込み期とされ，咽頭嚥下の構成要素ではないのである．ただし，摂食のときは口腔送り込み期の運動と咽頭期の運動は一連の運動であり，この生理学的事象を運動学的に区別することは困難である．

2 Voluntary swallow（随意的嚥下）と spontaneous swallow（自動的嚥下）

　嚥下には臨床的に，voluntary swallow（随意的嚥下）と spontaneous swallow（自動的嚥下）の二つの現象が考えられる．

　前者はいわゆる食塊を処理するための嚥下，eating や drinking に伴う嚥下で，後者は咽頭にたまった唾液などの分泌物を嚥下し，気道を防御するための嚥下で，睡眠中にも無意識下で起こる．後者は食事以外の期間に1分間に1回程度起こるとされ，睡眠中でもその頻度は低下するが起こる．この spontaneous swallow は，基礎編 chapter 1 で論じられた isolated pharyngeal swallow と同じものである．

　一方，voluntary swallow は，口腔送り込み期から連続的に起こる嚥下運動である．液体の場合は，食塊は口腔内にとどまったままに嚥下反射が起こることもあるし，咀嚼を伴う場合は，咽頭内，場合によっては梨状窩に食塊がある場合もある．このとき，多量の食塊が咽頭にあるにもかかわらず spontaneous swallow が起こらずに voluntary swallow が起こるのは，何らかの制御機構を想定しないと不合理であるが，詳細は研究されていない．興味深い

ことに，咀嚼嚥下の初期に少量の食塊が不用意に咽頭に落ちることがあり，このときに反射的な嚥下が起きる．この嚥下が isolated pharyngeal swallow であり，誤嚥防止のための reflexive な現象であると説明されている[1, 2]．すなわち，spontaneous swallow と考えられる．不用意な食塊の咽頭侵入には防御的な嚥下が起こり，計画的な食塊進行の場合には，食塊移送のための嚥下が起こるということになる．

3 嚥下の誘発（triggering）

嚥下の誘発は，咽頭の感覚刺激によるとされ，いわゆる食塊や唾液などの「飲み込むべきもの」が中咽頭から下咽頭の感覚受容器を適当に刺激したときに起こるとされている．「適当に」ということの意味は，不適当な場合，たとえば，刺激が強すぎれば咽頭絞扼反射（gag reflex）が起こるであろうし，弱すぎれば嚥下は起こらないということである．当然，口腔内や咽頭内に飲み込むべきものがないとき，口腔，咽頭内が乾燥しているときは，嚥下は起こらない．

この反応的機構は，「口腔，咽頭内の環境が飲み込むのに適した状態であって，食塊などが咽頭粘膜の受容体を刺激し，その情報がおもに上喉頭神経や舌咽神経を経由して延髄（背側神経群，おもに弧束核）に上げられ，情報量がある一定レベルに達すると，嚥下中枢の起動ニューロン（generator neurons）から嚥下プログラムが起動され，疑核近隣の腹側神経群に想定されている切り替えニューロン（switching neurons）から，関連の末梢神経（おもに下部脳神経）にそれぞれの運動プログラムが伝達され，一連の嚥下運動が起こる」と考えられている．

この反応的機構は，いわゆる反射機構と表現してよいと考えるものの，IPS か CPS か，すなわち舌の送り込み運動が伴うか否かについては，いわゆる嚥下反射以外の，反射機構あるいはなんらかの判断機構を想定しなければならない．

ところで嚥下は，自分の意志でも誘発することができる（空嚥下）．しかし，意志がどのような機構で嚥下反射を開始させるのかはよくわかっていない．たとえば，ある程度の唾液が咽頭や口腔内に存在しなければ，空嚥下は非常に起こりにくい．十分に湿潤していれば，容易に嚥下反射は開始できる．そして繰り返しの空嚥下を行うと，徐々に嚥下反射は起こりにくくなる．

このことは，経験から事実であるあることに疑いのないことであるが，意志と反射惹起がどのように関係しているのかはよくわからない．そしてこのときの嚥下はIPSなのかCPSなのかは興味がもたれるところである．筆者の自覚的な印象ではIPSのように思われる．

前述したような反応的機構の概念は広く理解されていることと思うが，voluntary swallowとspontaneous swallowにこれを単純に当てはめて考えてよいであろうか？

Voluntary swallowのうち，液体嚥下を嚥下造影で観察すると，健常の場合は口腔送り込み期から咽頭期への移行は非常に素早く切れ目がないようにみえる．また，食塊が口腔にあるうちに嚥下反射が起こる場合もあり，このとき咽頭の感覚受容器を介するような反射的な機構は作動できないはずである．すなわち，咽頭を感覚器とするfeed-backな反射機構では説明が困難な場合がある．これを説明するにはfeed-forward的な機構を想定するのが適切かもしれないが，これに関する研究は技術的な制限もあり行われていない．

前述のような疑問はあるものの，咀嚼嚥下の場合，これとspontaneous swallowとの関係をどのように考察するべきかということに，反射機構が当てはまる．咽頭内にstage II transportによる食塊が徐々に増していき，ある積算で嚥下反射が起こる．この嚥下は哺乳類共通の様式であり，反射機構の基礎研究も多くは哺乳類で行われている（基礎編 Chaper 2 参照）．

Spontaneous swallowの場合は，気道防御の観点から，喉頭周囲の刺激がより重要度が高いと考えられるので，迷走神経（上喉頭神経）領域の感覚刺激による防御反応と理解するのが合目的と思われる．Spontaneous swallowの評価方法には，簡易嚥下誘発試験がある．標準化もされ，計測は比較的行いやすい．加齢により変化しないとされ，これを応用した報告[3〜5]はいくつかあるが，誤嚥性肺炎との関連は認めるものの，嚥下造影でみられる誤嚥や咽頭残留の発生との関連はないとの報告[6]がある．

このように，嚥下の誘発を考える場合には，voluntaryとspontaneousを区別しなければならない．そして臨床上，嚥下惹起を評価する場合も同様である．摂食のための咽頭嚥下はvoluntary swallowであるが，液体嚥下と咀嚼嚥下の区別を明確にし，運動学的には，食塊の動きに対して，咽頭嚥下が適時に開始されているかどうかを，口腔送り込み期からの一連の流れで評価する必要がある．

2 ─ 液体嚥下の嚥下惹起

嚥下惹起性は，口腔送り込み期から開始される食塊移動の速度に対して嚥下反射の開始が相対的に遅いか早いかを検討する．嚥下造影を用いた研究では，食塊の先端が咽頭のあるメルクマールに達した時点と，咽頭嚥下開始の時点を同定し，その時間差を求める手法がとられる．過去の報告には食塊位置のメルクマールとして下顎骨下縁，咽頭嚥下開始を舌骨の急激な上前方移動の開始時点（stage transition duration; STD[7]），あるいは甲状軟骨の挙上開始時点（pharyngeal delay time; PDT[8]）とするものがある．また，食塊位置のメルクマールを喉頭蓋谷とし，咽頭嚥下開始を甲状軟骨の挙上開始時点（delayed pharyngeal swallow; DPS[9]）とするものがある．咽頭嚥下開始時に食塊が口腔内にあれば，負の値となる．DPSにおいては1秒以内が正常で，1から2秒までが軽度の遅延，2から3秒までが中等度の遅延，3秒以上が重度の遅延としている．

なお，これらの時間計測の研究は，ビデオ映像により行われるということに注意したい．通常のビデオ映像のコマ数は毎秒30コマ，つまり0.1秒で3コマしかない．嚥下惹起性は0.1秒単位を問題にするので，ビデオ映像の時間分解能は不十分であると考えられる．つまり，有意差が認められれば明らかな有意性があると判断できるが，有意差がない場合は確定的な判断はできない．

定性的な評価としては，嚥下反射開始直前の食塊先端位置を嚥下造影の画像から判定する．液体命令嚥下の場合，食塊は口腔内か中咽頭内にあるのが通常であるが，下咽頭に達していた場合は，食塊の移送に比し，嚥下惹起は遅いと考えられる．

1 加齢変化

加齢による咽頭嚥下の変化に関する報告は多数あるが，液体嚥下を検討しているものは，加齢に伴い嚥下惹起性が低下する傾向があるということで一致している．

PDTでは，5から20 mLの命令嚥下で，30歳未満は0から0.2秒程度であるが，60歳以上では0.4から0.5秒との報告[10]がある．

PDT, STDそしてDPSを同じ記録で評価し，年齢差を検討した報告では，5 mLと10 mLの食塊量において，PDTとSTDでは若年群では−0.1秒前後，高齢群では0.2秒前後で高齢

群のほうが有意に延長していた．DPSの計測では統計的には有意ではなかったとの報告[11]がある．

2 病　態

多くの病態で，嚥下惹起性は低下するといわれている．嚥下惹起性を低下させる直接的な要因としては，感覚系の異常，球麻痺，仮性球麻痺など神経系の異常が考えられ，間接的な要因として意識障害，ドライマウス，口腔の機能障害や，咽頭や喉頭の筋群の機能障害，気管切開が考えられる．

感覚系の異常では，末梢神経障害などで咽頭感覚が低下した場合に嚥下惹起性の低下が考えられる．臨床的には，脳神経の帯状疱疹や聴神経腫瘍術後に第IX脳神経が障害を受けることなどでみられる．この場合は片側性なので，頸部回旋で食塊を健側に移動させると嚥下惹起性が改善し得る．

脳血管障害による球麻痺では，片側性の場合，病初期には嚥下惹起は非常に悪い．数週の経過で惹起性が改善する例と改善しない例に分かれる．両側性では嚥下惹起を認めない．

仮性球麻痺の病態は，両側の皮質延髄路の障害で，橋梗塞や多発性脳梗塞，多発性硬化症などがあり得る．嚥下惹起は非常に悪いが，惹起されればその運動はほぼ正常に近いといわれている．これはvoluntary swallowでの惹起性を検討しているが，仮性球麻痺は口腔機能も障害され，口腔送り込み期から咽頭期への一連の運動が障害されている．このため，口腔保持が悪く，不用意に食塊を咽頭に落とすとspontaneous swallowが起こることがある．この場合，嚥下は起こるものの口腔内に多くの食塊が残っている．このような現象がみられた場合には，嚥下反射が早く惹起したと評価される可能性もあるが，voluntary swallowではないのでそれは正しい判断ではない．

片側性の大脳半球の障害では，大きな嚥下障害は起こりにくいとされているものの，嚥下惹起性には負の影響を与える[12]．

神経変性疾患も，多くのものは嚥下障害に関連している．このなかでパーキンソン病の症例数が多く，研究も多い．パーキンソン病では嚥下反射惹起性が低下すると報告されてる[13,14]．

間接的な要因としては，どのような疾患であれ意識障害は嚥下惹起を抑制するということ

がある．唾液量の低下による口腔内乾燥も，嚥下惹起を抑制する．口腔機能の障害で食塊の送り込みが遅い場合などは，咽頭に十分量の食塊を送り込むのに時間がかかる場合，結果的に嚥下惹起が遅くなることがある．また放射線治療などで，嚥下関連器官の柔軟性が悪い場合は，運動の開始が遅くなることが考えられ，嚥下惹起が悪くなる可能性がある．気管切開も同様に嚥下惹起に負の影響を与える．

3 ─ 咀嚼嚥下と嚥下惹起

咀嚼嚥下はstageⅡ transportによる咽頭嚥下開始前の食塊咽頭進行がその特徴である．食塊が咽頭に進行してから場合によっては，10秒以上咽頭嚥下が起こらないこともあり[15]，嚥下反射惹起について，液体嚥下とは著しく異なっている．液体嚥下の場合は液体が咽頭に進入後，0.5秒以内に咽頭嚥下が惹起される．しかし，咀嚼を伴うと，咽頭嚥下は10倍以上も遅くなり得るのである．これは，一見して咀嚼が嚥下惹起を抑制しているように考えられる現象であるが，柴田らが行ったユニークな研究[16]によって，咀嚼は嚥下惹起に影響しない可能性が高いと考えられるようになった．

StageⅡ transportにより咽頭に送られた食塊は，その量や速度，物性，温度，味などの情報が中枢に上げられ，その積算が閾値に達すると嚥下反射が起こり，咽頭嚥下が開始すると考えられる．この嚥下惹起についての報告は少ないが，食塊が舌咽神経領域，すなわち喉頭蓋谷に止まっている間は嚥下惹起は遅めであり，迷走神経領域すなわち梨状窩に達すると嚥下惹起は早いと思われる．つまり，よりフィードバックの要素が大きく，咽頭感覚が低下するような病態においてその惹起性は低下するものと考えられる（図1）．

1 加齢変化

咀嚼嚥下における嚥下反射開始前の食塊位置については，加齢により深くなる傾向があると報告されている[17]．加齢による咽頭感覚の感受性低下や嚥下反射惹起閾値の上昇のほか，加齢による咀嚼効率の低下，すなわち咀嚼回数や咀嚼時間の延長が影響する可能性が考えられている．

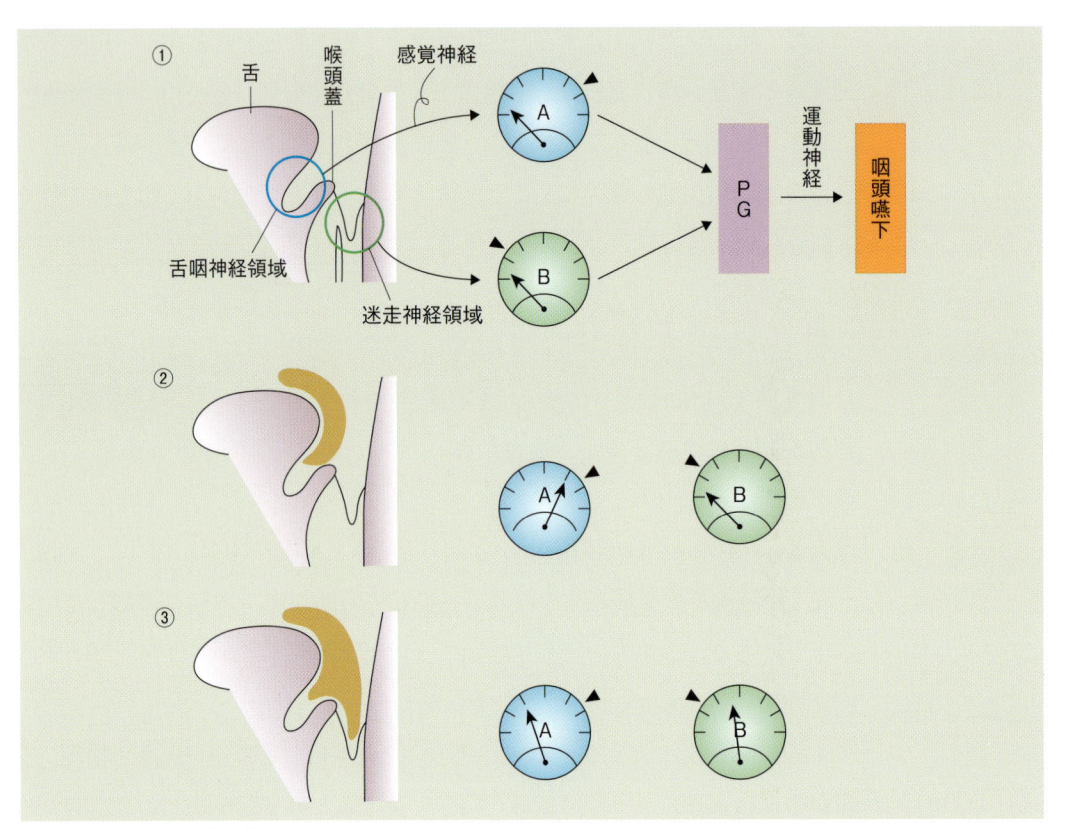

図1 食塊の進行と嚥下惹起
①一般体性感覚の舌咽神経領域と迷走神経領域とで,嚥下反射惹起の閾値が異なり,舌咽神経領域の閾値が高く,迷走神経領域の閾値が低いことを想定した模式図.
　(A)は舌咽神経領域の感覚入力強度積算メータで,感覚入力の積算が▼の閾値を超えるとパターンジェネレーター(PG)を刺激して,咽頭期嚥下を起こす.(B)は同様に,迷走神経領域について.閾値はAよりも低い.
②喉頭蓋谷に食塊が進行し,舌咽神経領域の感覚神経を刺激している状態.舌咽神経領域の閾値に達しようとしているが,閾値を超えず,PGを刺激しないため反射は起きない.
③喉頭蓋谷から下咽頭に食塊が進み,迷走神経領域を刺激している状態.閾値が低いので,容易にこれを越え,PGに刺激が送られて咽頭期嚥下が開始される.

2 病態

　疾患における咀嚼嚥下を研究した報告はほとんどないが,片側大脳半球障害において,咽頭嚥下開始前の食塊先端位置が深く,STDが延長したとするデータ[18]がある.

（馬場　尊）

Part1: 基礎編

Chapter 6
咀嚼, 嚥下, 呼吸の関係

1 ― 咽頭腔の共有

　咽頭腔は，軟口蓋，舌根，咽頭壁などを形成している筋肉から構成されているチューブ状の構造物であり，咀嚼，嚥下，呼吸，発声などそれぞれの目的のために，その形態を大きく変化させている．われわれは，嚥下をしながら息をするのは不可能である．これは，嚥下と呼吸が，「咽頭腔」という空間を共有しており，それぞれの機能が咽頭腔をまったく反対に機能させているからである．咽頭は，呼吸のためには，その空間を拡張し上気道を確保する．一方で，嚥下のときには食物を食道へと押し込むために収縮し，その空間は消失する．このような反対の機能を有しているために，それぞれの機能は相互に密接な協調関係をもつ．

1 呼吸と咽頭

　適切な呼吸とガス交換を行うために，咽頭腔は拡張して上気道を確保していなければならない．しかし，咽頭腔は筋肉でできたチューブであり，簡単につぶれてしまう．そこで，軟口蓋，舌，咽頭壁の筋群が，気道確保のために重要な役割を果たしている[1〜9]．吸気時には，気道を狭窄するように咽頭腔内の圧が低下する．睡眠時無呼吸症候群では，睡眠中の咽頭筋群の活動が抑制されるために，吸気時に上気道腔を確保できずに狭窄をきたしてしまう．呼吸活動に関連した軟口蓋，舌，咽頭壁などの咽頭筋群の神経制御とその病態については数多くの報告がある[9,10]．

*嚥下と呼吸との間には，密接な協調関係がある．
そして，最近の研究では，
呼吸と咀嚼には何らかの相関があるということが
明らかになってきた．また，咀嚼と嚥下の間にも，統一見解は
出ていないものの，やはり緊密な関係のあることが考えられる．
本章では，この3者について考察していく．*

舌は多くの内舌筋と外舌筋によって構成されているが，上気道確保のためにはオトガイ舌筋が一番重要な役割を果たす．オトガイ舌筋は，舌を前方へと引き寄せることで，舌後方の上気道確保に役立っている．オトガイ舌筋は，舌の位置を維持するために持続的（tonically）に活動しており，かつ，吸気時の咽頭腔内の陰圧に対抗するために周期的（phasically）に活動している[5]．また，上気道確保のために，オトガイ舌筋だけでなく，他の外舌筋（舌骨舌筋や茎突舌筋）や内舌筋も活発に活動している[6,7]．

軟口蓋は上気道の呼吸経路決定に重要な役割を果たしている[1]．軟口蓋の種々の筋活動によって軟口蓋の位置が変化し，それにともない口呼吸と鼻呼吸のときの呼吸経路が決定される．

そのなかでも軟口蓋の位置決定に重要な役割を果たしているのが，口蓋帆挙筋と口蓋咽頭筋である．両筋群ともに鼻呼吸，口呼吸に活動しているが，口呼吸時には，口蓋帆挙筋がより活動し，鼻呼吸では，口蓋咽頭筋がより活動する[11]．鼻呼吸するときには，軟口蓋は舌に接するように下垂し，軟口蓋後側の鼻咽腔を開大させている[12]．一方で，口呼吸のときには，軟口蓋は挙上することで鼻咽腔を閉鎖し，咽頭と鼻腔とを遮断している[13]．

2 咀嚼嚥下と咽頭

口腔内で，咀嚼された食物がstage II transportによって嚥下前に喉頭蓋谷へと送り込まれ，食塊が集積されている間，喉頭蓋は反転しておらず，喉頭も咽頭腔へと開いており，呼吸は継続している[14]．この時間，咽頭腔は咀嚼と呼吸の両機能により共有される．その後，一旦嚥下反射が始まると，咽頭腔は食物通過のみに用いられ，呼吸には使用されなくなる．鼻咽腔閉鎖により，咽頭腔は鼻腔から遮断され，声門の閉鎖，披裂の内転，喉頭蓋の反転により，下気道からも分離される．その間に，舌の後方への収縮運動と，咽頭壁の蠕動様収縮運動によって，咽頭腔は上方から下方へとその容積を減らしていき，食塊も下方へと押し込

まれていく.

2 ─ 嚥下と呼吸

1　嚥下のための気道防御機構

嚥下には二つの重要な目的がある．それは，①口腔内で嚥下できるようにした食物を口腔から胃まで運ぶことと，②その間に，声門以下の下気道が異物に汚染されないようにすること，である．

そのため，嚥下の前，中，後において異物の誤嚥を防ぐためのいくつかの気道防御機構が存在する．嚥下と呼吸は，ともに脳幹部の central pattern generator で運動を調節されており，嚥下中の気道防御機構は，鼻腔，下気道への通路の遮断という物理的な気道閉鎖だけでなく，中枢性にも抑制される．

嚥下中の気道防御のために，われわれの喉には，喉頭蓋，披裂，声帯という三つのゲートキーパーが存在しており，これら3器官による喉頭閉鎖は，下方から上方へと進んでいく（**図1**）．

まず，真声帯が内転し，声門（左右声帯間の空間）を閉鎖する．次に，食道入口部（UES）が開くよりも前に，披裂部が内転し，前方へ倒れこむようにして喉頭蓋の基部へ接する[15,16]．最後に最も表層に位置する喉頭蓋が後方へと反転する．嚥下中の喉頭蓋反転の正確なメカニズムは明らかになっていないが，舌骨−喉頭複合体の挙上，舌根と咽頭の収縮，食塊通過などが関与しているといわれている[17]．舌骨と喉頭は，舌骨上筋群と甲状舌骨筋の収縮によって上前方へと牽引され，喉頭は，舌根部の下方へと引き込まれる．この上前方への喉頭挙上により，喉頭蓋が後方へと倒れこむというわけである．

声門閉鎖は嚥下のときだけではなく，おくび（げっぷ）や食道逆流によっても起こる[18,19]（**図2**）．おくびのときには，UESが開く前に声門が閉鎖し，披裂は内転する[18]．胃の内容物はpHが低いために，その異物を誤嚥してしまうと，簡単に肺炎に陥りやすい．そのため，これらの反射は，胃から食道へと逆流してきた異物が咽頭まで逆流してきたときの誤嚥を予防するために極めて重要な機構である．

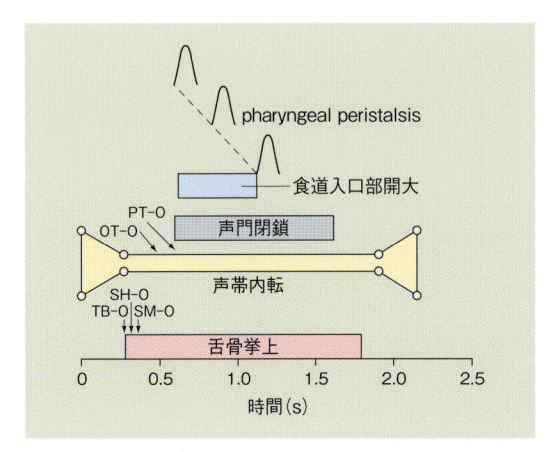

図1　声門閉鎖と嚥下関連イベントの時間的関係

(Shaker, 1990.[15])

食物は，声帯が完全に閉鎖されてから咽頭と食道入口部（UES）を通過する．TB-O, 舌根部の運動開始；SH-O, 舌骨の運動開始；SM-O, 舌骨上筋の活動開始；UESO, UES 開大；OT-O, 口腔送り込みの運動開始；PT-O, 食塊の咽頭への到達．

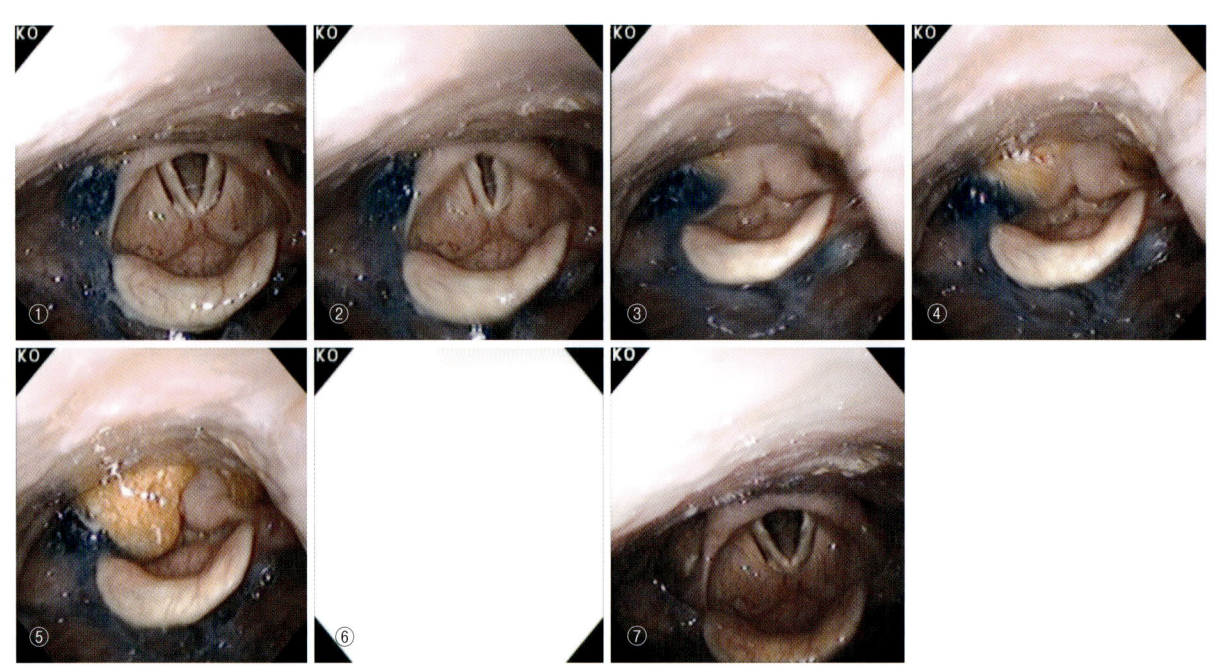

図2　VE 中の逆流と気道防御反射

胃から逆流した食物が咽頭へと達する前に披裂は内転し，声帯は閉鎖し始める（①〜③）．逆流した食物が喉頭に達するときには，気道は完全に閉鎖され（④，⑤），すぐに嚥下反射が起きる（⑥）．結局，誤嚥はしなかった（⑦）．

2 嚥下前後の呼吸パターン

　嚥下中の気道防御のために，嚥下と呼吸との間には密接な協調関係がある．今までの多くの研究結果から，健常成人では，嚥下は通常呼気中に起こることが明らかになっている．Martin-Harris が，成人における呼吸と嚥下の協調関係について非常に分かりやすいレビューをしているので，詳細はそちらを参照していただきたい（from GI Motility online；http://www.nature.com/gimo/contents/pt1/fig_tab/gimo10_T1.html）[20]．一般成人で，もっともオーソドックスな呼吸相と嚥下のパターンは，"呼気−嚥下−呼気"（67〜79％）であり，次に"吸気−嚥下−呼気"（18〜21％）が続く[21〜23]．"呼気−嚥下−吸気"と"吸気−嚥下−吸気"パターンは，健常成人ではほとんど観察されない．嚥下後の呼気での再開は，梨状窩周囲に残留した食物を吸い込まない（誤嚥しない）ための一種の気道防御機構であると考えられている[24]．

　嚥下前後の呼吸パターンは，食物の摂取方法，摂食体位，食物形態などの状態によって大きく変化する．コップでの連続嚥下では，嚥下後に吸気で再開する割合が増加する[25]．McFarland らは，両手と膝をついてよつばいになった状態と普通の座位の姿勢での嚥下前後の呼吸パターンを比較し，他の哺乳動物のようなよつばい位では，呼気相の早期段階で嚥下が惹起されるが，普通の座位では呼気相の後半に嚥下が起こりやすいと報告している[26]．また，固形物を咀嚼するときには，"呼気−嚥下−呼気"パターンの発生率が高い[27〜29]．

　嚥下と呼吸相の関係は，ヒトの一生のなかでも変化していく．乳児期では，嚥下前後の呼吸パターンは，成人よりもばらつきがあり，嚥下は吸気相で始まる割合が多い[30〜32]．この理由は，成人と乳児の解剖学的な違いと神経制御機構の成熟度によると考えられている．乳児では，他の哺乳類と同じように，喉頭が相対的に高いところに位置しており，口腔の後側にある．そのために，喉頭蓋が軟口蓋に接しているので，喉頭は食物の通過経路からは完全に遮断されていて，鼻咽腔に直接開いている（intranarial larynx）．喉頭は，乳児期の間に徐々に下方へと移動し[33]，嚥下前後の呼吸パターンは，"呼気−嚥下−呼気"へと変化していく[34〜36]．嚥下と呼吸の関係は，高齢化によってまた変化し，嚥下前後の吸気相の割合が増加する[24, 37〜40]．加齢に病態が加わるとさらに変化し，脳血管障害や Parkinson 病または他の神経疾患において，嚥下が吸気相で起こる割合が増加し，誤嚥性肺炎のリスクファクター

ターの一つではないかといわれている[38, 41〜46].

3 嚥下中の呼吸停止

呼吸は，嚥下中は停止している．この呼吸の停止は，脳幹での神経制御機構での呼吸の抑制によるものであり，単に物理的に上気道が閉鎖しているだけではない[28, 47, 48]．実際に，挿管中であったり，喉頭摘出したあと（すなわち気道と食物輸送経路が解剖学的に分離したあと）でも，嚥下中の呼吸の抑制は継続している[48, 49]．液体を食塊として嚥下するとき，呼吸停止の開始は，口腔送り込み期開始とほぼ一致し[37]，呼吸停止の時間は，健常成人ではおおむね 0.5 から 1.5 秒と報告されている[21, 23, 47]．嚥下する液体の量によって，呼吸停止の時間が変わるかどうかは，はっきりとした見解を得ていない[43, 50]．Hiss らが，嚥下量が増加すると嚥下時無呼吸の始まりが早くなり，無呼吸の時間が延長すると報告している一方で[50]，嚥下量を増やしても無呼吸の時間は変化しないとの報告もある[51, 52]．加齢によっては，嚥下時無呼吸の時間は延長するようである[37].

3 ― 咀嚼と呼吸

4 期連続モデルの概念のなかでは，口腔準備期である咀嚼中には，口腔と咽頭は分離した空間であると考えられていたため，咀嚼と呼吸との関係についてはあまり研究されていなかった．しかし，実際には，咀嚼された食物は，嚥下までに咽頭へと送り込まれ，そこに集積される．そのとき呼吸も継続しており，咽頭腔で気道と食物路が解剖学的にオーバーラップしている（図 3）．最近の研究で，呼吸は嚥下だけでなく，咀嚼との間にも関係のあることが明らかになってきた．

1 咀嚼による呼吸リズムの変化

食物を食べているときには，呼吸のリズムは大きく変化し一定ではなくなる．平均すると，呼吸リズムは咀嚼によって短くなり，嚥下のときには延長する（図 4）[28, 29, 53]．液体を一口飲み込むときには，嚥下中の呼吸停止は，ある程度一定のタイミングで起こる．これは，一度口のなかに保持するときに，呼吸停止のタイミングを調節しやすいからではないかと考えられる．一方，食物を咀嚼しているときには，呼吸停止のタイミングはばらつき，呼吸停止時

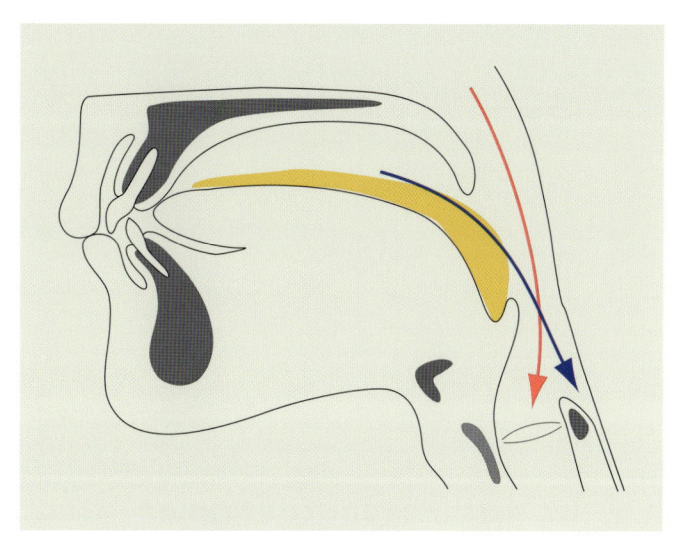

図3 咽頭での呼吸経路と食物経路の交差

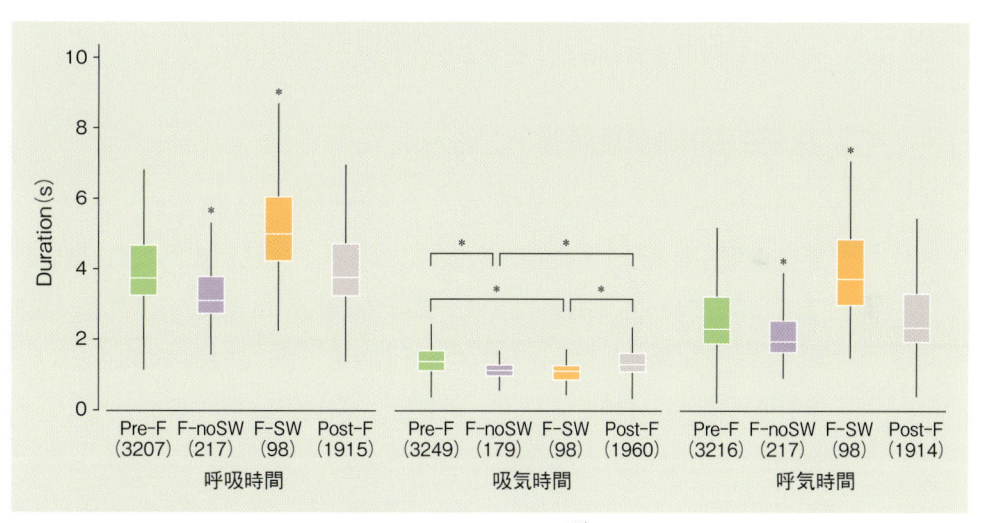

図4 安静時と咀嚼嚥下中の平均呼吸時間 (Matsuo, et al., 2008.[29])
Pre-F：咀嚼嚥下前，F-noSW：咀嚼サイクル，F-SW：嚥下サイクル，Post-F：咀嚼嚥下後
吸気，呼気時間ともに咀嚼中は短縮し，嚥下のときには延長する．

間もさまざまであるが，基本的に嚥下が起こったときの呼吸時間は延長する[28, 29, 54〜56]．この呼吸サイクルの延長は，単に嚥下の時間分だけ延長しているのではなく，それに増して大幅に延長している[29]．また，咀嚼中に呼吸休止の時間が著しく延長する場合があることが，健常者や喉頭摘出患者での研究でいくつか報告されている[28, 29, 55, 56]．筆者らの研究でも10秒

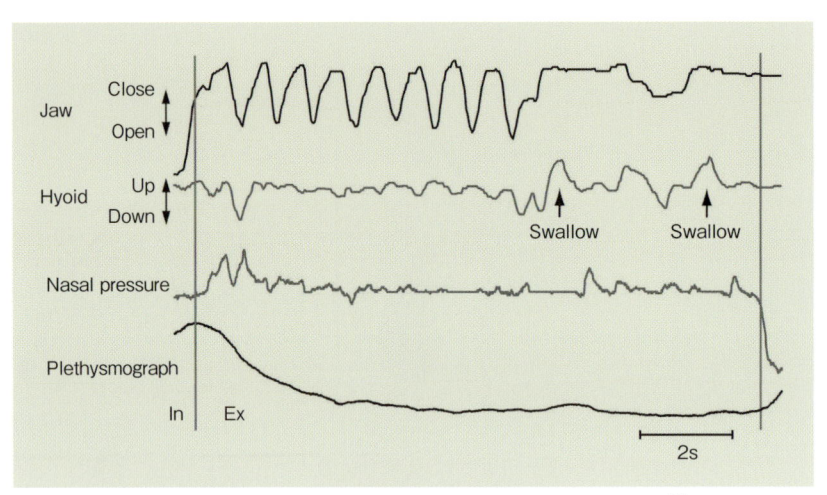

図5　咀嚼中に呼吸が延長している健常被験者の一例（Matsuo, et al., 2008.[29]）
一つの咀嚼嚥下が1呼吸サイクル（18秒程度）のなかで完了している．

以上無呼吸のまま咀嚼し，そのまま嚥下する被験者がいた（図5）[29]．

2 食塊形成中の気道防御

嚥下前に咽頭で食塊が集積されているときに喉頭が閉じていないという状態は，嚥下前誤嚥の危険性を高める可能性がある．このとき，誤嚥を防ぐ気道防御機構はあるのだろうか．筆者らは，PalmerとHiiemaeの予備研究の結果[55]をもとに，咀嚼，食塊形成，嚥下中の呼吸パターンを調べた[29]．少人数での予備研究では，食塊が咽頭にあるときの呼吸相が，呼気もしくは呼気後の休止（pause）の状態にあることが多く観察されていた[55]．この結果から，PalmerとHiiemaeは，咽頭での食塊形成時には，その食塊を吸い込まないように呼吸リズムが調節されているのではないかと考えた．そして，本実験として，人数を増やし，呼吸も鼻腔のエアフローだけでなく胸部と腹部の動きからも呼吸リズムを計測し，嚥下造影で咀嚼嚥下運動を観察し，咽頭での食塊形成中の呼吸リズムを分析した．その結果はというと，食塊形成している間，呼吸は，呼気，または休止（pause）だけでなく，吸気もあり，有意な違いは認めなかった．ときには，食塊が集積されている間に複数回の呼吸サイクルがあることもあった．これらの結果から，もともとの仮説とは異なり，咽頭での食物の存在自体が直接的に呼吸リズムを変化させることはないことが示された．

食塊形成中の気道防御機構の存在は，筆者らの研究では見出されなかったが，ほかにもいくつか提唱されている[57,58]．Duaらは，咽頭へと食物が送り込まれたときに，声帯がすっと閉鎖すると報告している[57]．彼らは，この短時間の声門閉鎖が嚥下前誤嚥を防ぐために機能している可能性があると述べている．また，PrinzとLucasは，咀嚼と嚥下の最適化モデルを提案し[58]，そのなかで，嚥下のための食塊の最適な凝集性は，食片のサイズと唾液の性状に依存すると仮説を述べている．咀嚼によって粉砕された食片は，唾液と混ぜ合わされることで滑らかになり，咽頭での食塊形成に最適な凝集性を得ることができる．したがって，その食塊は嚥下に最適な食片の大きさと凝集性を持ちあわせていると提言している．この凝集性により，食片同士がばらけずに咽頭で集積され，気道にも入りにくいというわけである．彼らはさらに，嚥下が遅延すると過剰な唾液が食塊に付与されることになり，凝集性が低下し，食片はばらけていくと述べている．ばらけた食片は，喉頭蓋谷を越え，下咽頭，梨状窩へと侵入し，誤嚥リスクを高めることとなる．

　以上のように，咽頭での食塊形成中の気道防御機構は，いくつか提案されているものの，未だ確証があるメカニズムは明らかになっていない．もしくはそのようなメカニズムはないのかもしれない．他の哺乳類でも，嚥下前に咀嚼された食物は喉頭蓋谷に集積されるが，喉頭蓋が軟口蓋に接しているために，嚥下前の誤嚥のリスクというものがない．ゆえに誤嚥を防ぐ機構を持つ必要がない．ヒトへと進化し，喉頭の位置は下降したが，嚥下前の食塊形成時の誤嚥防御は備わっていないのかもしれない．

4 ― 咀嚼と嚥下

　咀嚼は嚥下を誘発しているのだろうか，それとも抑制しているのだろうか．われわれは，咀嚼した食物を咽頭へと送り込み，それから嚥下しているので，普通に考えると，咀嚼は嚥下を促進していると思われる．しかし，咀嚼が嚥下を抑制するという動物実験での研究も多く報告されている．統一した見解はまだ出ていないが，咀嚼と嚥下が緊密な関係をもつことは間違いない．

　咀嚼による嚥下の抑制に関しては，動物実験での報告が多い．Lamkadem, Zoungranaらは，ヤギや羊を用いて，上喉頭神経刺激によって誘発される嚥下が，大脳皮質咀嚼野や舌神経の求心性線維への刺激によって抑制されると報告している[59,60]．上喉頭神経刺激によって

反射的に起こる嚥下は，ヒトでの孤発嚥下（IPS；isolated pharyngeal swallow，基礎編 Chapter1，p.17 参照）に近似する．孤発嚥下に関する研究では，カテーテルを咽頭腔まで挿入し，そこから水を下咽頭へと直接注入することで嚥下を引き起こしている．そのときの水の量，味，注入スピードなどを変化させ，その影響を検討している報告があるが[61, 62]，ヒトにおいて，咀嚼が孤発嚥下に与える影響を調べた報告は少ない．

武田（柴田）らは，若年健常者での二相性食物の咀嚼嚥下動態を検討した際に，液体をそのまま嚥下したときと液体を咀嚼してから飲んだときの嚥下前の液体の位置を比較している[63]．その結果，普通に嚥下するときには，嚥下までほとんどの被験者が口腔内に保持しているのに対して，液体を咀嚼した場合には，嚥下までに下咽頭へと進入していたことが明らかになった．そして，この結果から，咀嚼することによって嚥下惹起が遅延する可能性があると考え，咀嚼運動によって嚥下反射惹起が抑制されるか追加実験を行っている[64]．若年健常者を対象として，鼻腔から咽頭腔へと挿入されたカテーテルチューブから水を持続的に注入し，嚥下を誘発させる．そのときに口腔でガムを咀嚼させ，咀嚼したときとしていないときでの嚥下誘発までの時間と水分量を比較した．その結果，咀嚼の有無では嚥下を誘発させる水分の量は変化がなく，柴田らは，咀嚼によって孤発嚥下は抑制されないと結論づけている．しかし，この実験系での嚥下惹起は，喉頭周囲の直接感覚入力による防御反射的嚥下惹起によるものであり，通常の咀嚼中に起こる口腔，中咽頭部からの感覚入力とは異なる．そのため，実際の咀嚼嚥下のプロセスでも同じことがいえるかというとまだはっきりとはしていない．

咀嚼中の嚥下惹起のトリガー因子については，まだ不明な点も多く，何が嚥下惹起にとって重要かはまだ明らかになっていない．筆者らも二相性食物の水分の粘性を変えて，嚥下までの食物移送と嚥下開始時の食物位置の変化を比較してみた[65]．液体の粘性が高まると，食物が喉頭蓋谷部に到達するまでの時間は延長していたが，到達してからの時間は変化がなかった．また，嚥下反射時の食物先端の位置は，粘性が低いほど深い位置まで到達していた．この結果から，食物が咽頭（喉頭蓋谷まで）に到達するスピードや，到達してからの時間によって，嚥下が誘発されるとは考えにくい．まだ，食物を咀嚼しているときの嚥下誘発因子については，未知の部分が多い．

（松尾浩一郎）

Column 6 そばの内視鏡

日本人の麺類の食べ方はユニークである．世界中で1番下品に食べるのではないだろうか．他国では，麺を食べるときには，すすらずに一口ずつ捕食し，咀嚼して味わってから嚥下する．これは，欧米だけでなく，他のアジアの国でもそうである．一方，日本人は，麺類を食べるとき，箸でつまんだ麺を一気にすすりあげる．男性も女性もすする．汁も一緒に勢いよくすすり込み，その汁と一体となった麺の風味を感じる．風味は後鼻腔から鼻腔へと抜けていく．また，喉越しと称する咽頭通過感を楽しむ．そして，コシがある硬い麺を好む傾向にある．この食べ方は，麺をおいしく食べるために日本人が独自に考案したのではないかと思う．

この日本人独特の麺類の食べ方には，プロセスモデルがまったく当てはまらない．筆者がそばを食べたときの内視鏡映像を図に示す．すすりこまれたそばが，そのままの形態で咽頭へと送り込まれる（図1，2）．そして，そのまま嚥下され（図3），嚥下しきれなかったそばの端っこは，食道蠕動により後から吸い込まれていく（図4，5）．そばを食べるときには，捕食するやいなや，stage I transport から processing を飛ばして stage II transport まで一気に行ってしまう．もちろん，口腔準備期や食塊形成などもないので，4期連続モデルも当てはまらない．

しかしながら，この食べ方は，実は非常に危険な食べ方である．汁に浸った麺という二相性食物を咀嚼することなくそのままの形で息を吸いながら咽頭へと送り込むという，嚥下障害患者にとってはあり得ない食べ方なのだ．摂食・嚥下障害患者に麺類を提供するときには，一気にすすりこまずに，きちんと噛んで食塊形成してから送り込むように指導しなくてはならない．窒息のリスクも高まるので，咀嚼力低下により噛みきれないような場合には，麺を軟らかく茹で，一口大に切ってから出すようにしたほうがお勧めである．もっとも，そんなことをしたら麺ではないと怒られるかもしれないが．

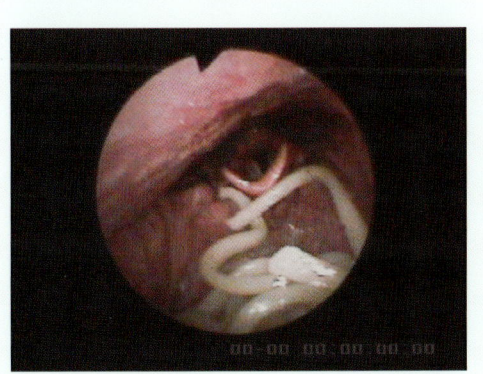

図1　咽頭に送り込まれたそば①

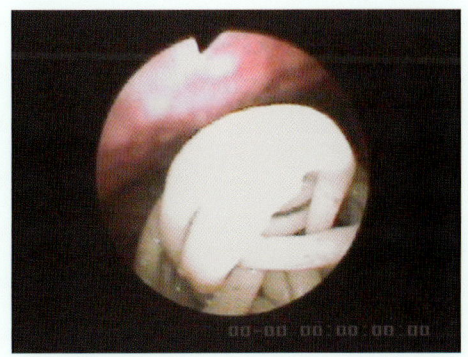

図2　咽頭に送り込まれたそば②

図3 嚥下の瞬間

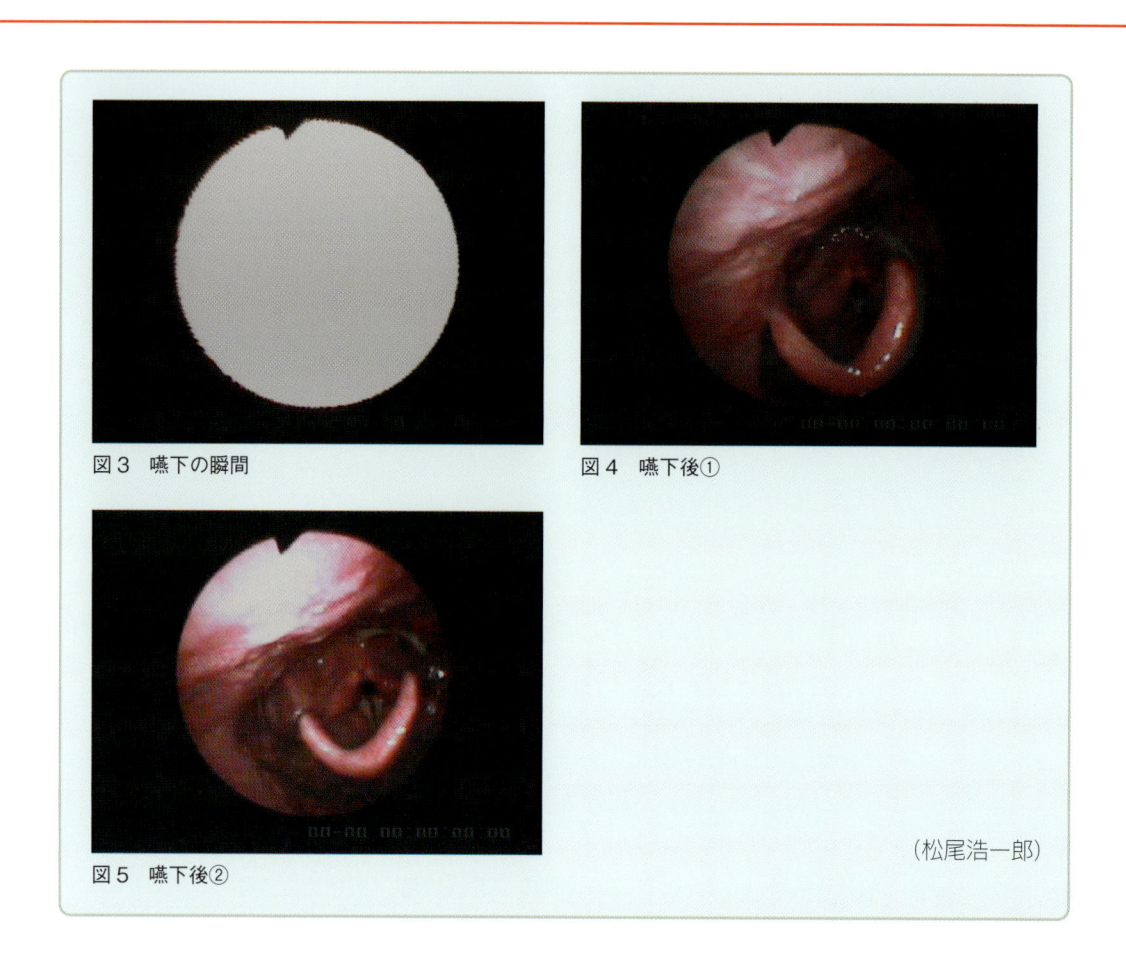

図4 嚥下後①

図5 嚥下後②

(松尾浩一郎)

Part 2 臨床編

TWO

Part2: 臨床編

Chapter 1
プロセスモデルの臨床への応用

1—5期モデルをもとにした嚥下障害への対応

　摂食・嚥下リハビリテーションの臨床では，その障害を整理するために，嚥下をより広く「摂食・嚥下」として，食物を認識して口に入れる段階からを含む食事行動として捉えたほうが説明しやすい．そこで，5期モデルが臨床で用いられている．5期モデルは，先行期，準備期，口腔期，咽頭期，食道期からなる．このモデルを用いて，障害がどの時期にあるのか，またその障害が他の期にどのように影響するのかを検討し，治療の戦略を考える．「食べる」と「飲む」はまったく異なる嚥下動態を呈するが，便宜上，我々はその両方を5期モデルで議論することが多い．したがって，有効な治療戦略を立てるためには，嚥下のモデルについてよく理解しておかねばならない．

　嚥下のモデルは生理学的モデルと臨床モデルに分けられる（図1）．3期連続モデル，4期連続モデル，プロセスモデルは生理学的モデルであり，5期モデルは臨床モデルである．ヒトの飲み込みは，もともと3期連続モデルで説明されていた．これは液体を一口で飲み下す嚥下を観察して作られたモデルで，摂食・嚥下時の食塊の存在する解剖学的位置と，それに対応する運動により定義されている．すなわち，口腔期，咽頭期，食道期の連続した3期に分け，口腔期を準備期と送り込み期にわけたものが4期連続モデルである．この生理学的モデルの特徴は，食塊の移動から嚥下を「連続するが明確に区分できる過程」として捉えている点である．

嚥下のモデルにはいくつかの種類がある.
そのなかで咀嚼嚥下特有の様式を表すものが
プロセスモデルである.このプロセスモデルをもとに,
より明確な生理学的機能を考え,食べることのリハビリテーション
へと発展させていくことが重要になる.

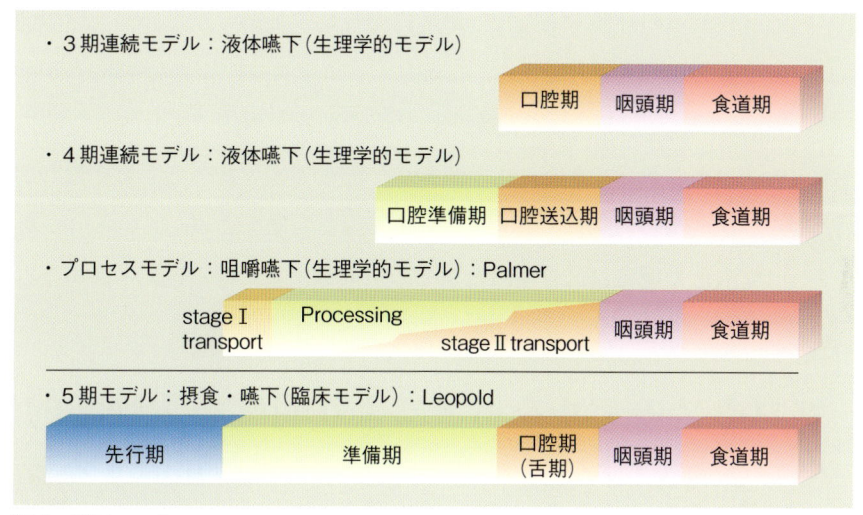

図1 嚥下モデル
生理学的モデルと臨床モデルに分けられる.
3期連続モデル,4期連続モデルは液体の一口飲みの評価から作られ,各期は連続するが明確に区分されると定義された.しかし,咀嚼嚥下のモデルの登場により咀嚼による食物の粉砕,送り込み,食塊形成が口腔〜咽頭の広い領域で行われ,口腔準備期と口腔送り込み期がオーバーラップすることが明らかとなった.
5期モデルは,臨床場面での「食べること」,「飲むこと」両方の評価に用いられており,あくまでも臨床的な事象を表現しているのであって,生理学的モデルで定義した明確に区分された期や,プロセスモデルの各期とは異なることに注意する必要がある.

　嚥下造影(videofluoroscopic examination of swallowing；VF)がなかった時代には,記録にcinegraphyが用いられていた.Cinegraphyでは,良好な画像を得るのに必要な単位時

間あたりのX線被曝量が膨大であり，検査を極めて短時間で行う必要があった．そのために一口飲みの観察が標準となり，その観察結果から作られたのが3期あるいは4期連続モデルである．

　臨床モデルである5期モデルは，生理学的な4期連続モデルの各期を援用し，それに先駆けた食物を口に入れるまでの時期，すなわち先行期を加えて5期に区分して考える．液体の一口飲みの評価であれば，単純に先行期が加わっただけで生理学的モデルを臨床モデルとしても応用できそうである．しかし，プロセスモデルの提唱により咀嚼を伴う嚥下を考える場合には，4期モデルで定義された連続するが明確に区分された期の考え方は当てはまらないことがわかってきた．したがって，現在では「食べる」も「飲む」も一緒に扱う臨床的な5期モデルの各期は，あくまでも臨床的な事象を表現しているのであって，生理学的モデルで定義した明確に区分された期や，プロセスモデルの各期とは異なることに注意する必要がある．

2 ―プロセスモデルをもとにより明確な生理学的機能を考え，食べる機能のリハビリテーションへと発展する―

　以前から，ヒトとヒト以外の哺乳類の嚥下の違いはいわれていた．ヒト成人の口腔・咽頭・喉頭はヒト以外の哺乳類と異なり，嚥下の安全性には不利な構造となっている．つまり，ヒトは直立位での2足歩行を獲得し，口腔に対して咽頭が垂直位をとるようになった．また，発声の獲得のために咽頭腔が共鳴腔としての役割も持つようになって喉頭位置がさらに下方に位置するようになったのである（図2）[1]．また，ヒト以外の哺乳類では軟口蓋と喉頭蓋が近接する位置にあり，口腔と咽頭腔が明瞭に区切られ，捕食の間は口腔と咽頭がそれぞれ独立した空間となっているのに対して，ヒトでは咽頭の下方移動に伴って舌根部も後下方へと延長したため，軟口蓋と喉頭蓋の間には距離が生じて口腔と咽頭の仕切りがなく，一つの腔に近い形状となった．咀嚼中には粉砕された食物が，stage II transport によって舌根部へと送り込まれ，食塊形成は舌根部で行われる．ヒト以外の哺乳類では舌根部が口腔内に位置するのに対して，ヒトでは咽頭に位置するため，食塊の流動性が高い，あるいは，液体が含まれる場合には容易に食塊が下咽頭にまで達して喉頭進入や誤嚥の危険を高めることとなった．　液体の命令嚥下では，意識的に液体を口腔内に保持し，命令に応じて一気に送り込み

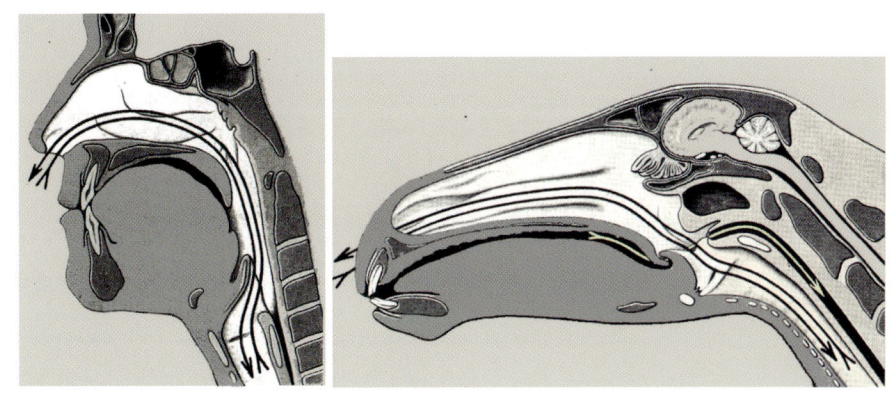

図2 口腔・咽頭・喉頭の構造（ヒト，馬）
ヒトでは咽頭が口腔に対して垂直位に位置し，発声のための共鳴腔としての広がりを持ったため，誤嚥しやすい不利な構造となった．
固形物の咀嚼嚥下時に食塊形成が行われる舌根部は，馬では口腔内に存在するが，ヒトでは咽頭腔に存在する．

嚥下するため，嚥下造影で液体またはとろみ水の命令嚥下のみを評価していた時代には，食塊形成も口腔でなされると考えられてきた．しかし，我々の普段の食事では噛みながら飲み込むことは一般的なことであり，その際には咽頭腔に食塊が流れ込み，嚥下反射惹起まで保持されることが常に起こっているのである．したがって，誤嚥を防いで安全な経口摂取を確立するためには「嚥下」だけでなく，「食べる機能」のリハビリテーションとして口腔および咽頭の運動機能，感覚について統合的に考える必要がある．

3 ─咀嚼が嚥下に及ぼす影響─咀嚼は嚥下にとって是か非か？

摂食時には食物を粉砕するために咀嚼が行われる．咀嚼は食物が飲み込みやすい大きさまで粉砕され，飲み込みやすい硬さにまとめられるまで続く．一方，嚥下する際には咀嚼が停止し，嚥下反射惹起に伴い食塊が食道入口部を通過して咽頭から食道へと送り込まれる．このように，嚥下は咀嚼を中断することができる．1971年にSumi[2]はラットを用いた研究で，皮質咀嚼野の電気刺激により生じたリズミカルな咀嚼運動が，咽頭への水の注水あるいは上喉頭神経の電気刺激による嚥下運動の誘発により抑制されたことを報告した．

しかし臨床の場面では，液体の命令嚥下では誤嚥を生じない摂食・嚥下障害患者が，咀嚼を加えると咀嚼中に流動性の高い食物や液体成分が先に下咽頭に達して誤嚥を起こすこともある．これは咀嚼が嚥下反射惹起を遅らせているのだろうか？ 咀嚼が嚥下に悪影響を与え

ているのだろうか？　咀嚼が嚥下反射惹起を抑制するという報告には，1999年のLankademら[3]のものがある．麻酔した羊の上喉頭神経の電気刺激で嚥下反射を誘発し，そこに大脳皮質咀嚼野の電気刺激を加えると，嚥下反射惹起が抑制された（図3）．他方で，咀嚼が嚥下を促通したというまったく逆の報告が，2003年にAmarasenaら[4]によってされた．この研究では麻酔したウサギを使用し，電気刺激にて誘発される嚥下の回数を計測した．大脳皮質咀嚼野，上喉頭神経それぞれの単独の刺激よりも，同時に両方を刺激すると嚥下反射の回数が増加した（図4）．実際の臨床場面でも，ペーストなど均一な形態では口腔からの食塊の送り込みがなかなか生じず，嚥下反射が惹起されない，あるいは嚥下反射が惹起されてもタイミングの遅れがあり誤嚥するケースが，咀嚼を要する食品であれば，咀嚼に伴う食塊の送り込みにより適切に嚥下反射が惹起されることもよく経験する．このように，咀嚼と嚥下が相互に抑制あるいは促通に働くのかはまだ十分に解明されていない．

（柴田斉子）

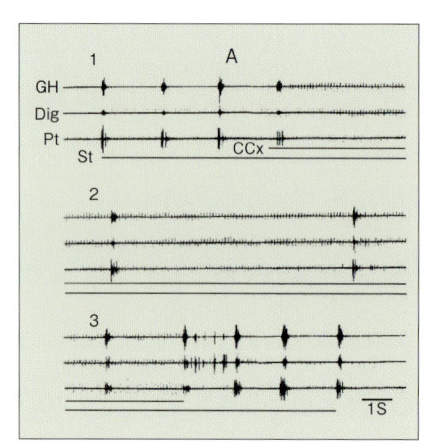

図3　咀嚼による嚥下反射抑制（Lamkadem, et al., 1999.[3]）

麻酔した羊において，上喉頭神経の電気刺激により定期的に出ていた嚥下が，大脳皮質咀嚼野の電気刺激を加えると消失し，咀嚼野の刺激をやめると再び嚥下が生じた．
この報告は大脳皮質咀嚼野から脳幹嚥下中枢への神経経路の存在を証明し，咀嚼が嚥下を抑制するということで大きく注目された．

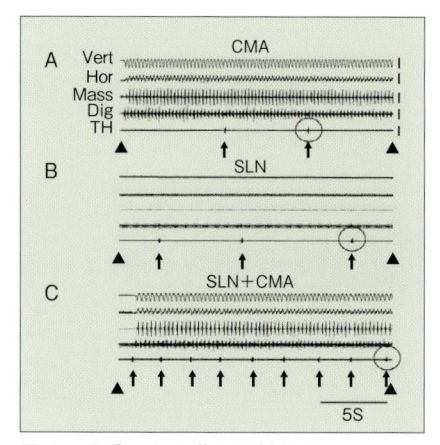

図4　咀嚼による嚥下反射促通（Amarasena, et al., 2003.[4]）

麻酔したウサギを使用し，大脳皮質咀嚼野および上喉頭神経への電気刺激にて誘発される嚥下の回数を計測．
大脳皮質咀嚼野および上喉頭神経の単独刺激よりも大脳皮質咀嚼野，上喉頭神経両方を刺激すると嚥下反射の回数が増加したことにより，咀嚼が嚥下反射を促通するという結果．

Part2: 臨床編
Chapter 2
評価（咀嚼を考慮した評価）

1―概要：液体嚥下と咀嚼嚥下の評価の違い

これまで液体の一口飲みの嚥下と，固形物の咀嚼しながらの嚥下では口腔，咽頭での食物の動態が異なり，それぞれに対応する嚥下モデルがあることを述べてきた．ここでは嚥下造影（videofluoroscopic examination of swallowing；VF）や嚥下内視鏡検査（videoendoscopic evaluation of swallowing；VE）で評価する際の用語の整理をしながら，その特徴を解説する．

(1) 命令嚥下：咀嚼を伴わない丸飲み嚥下で用いられる．従来の4期モデル，すなわち口腔準備期，口腔送り込み期，咽頭期，食道期を適用可能である．このモデルでは嚥下反射は食塊が口腔から咽頭に送り込まれた瞬間に開始すると定義されている．

(2) 咀嚼嚥下：咀嚼を要する固形物の嚥下．Palmerらのプロセスモデルで説明される．食物は舌により臼歯部まで運ばれ（stage I transport），咀嚼により嚥下可能なまでに粉砕され（processing），舌による能動輸送により中咽頭まで能動的に移送され（stage II transport），食塊が形成される．嚥下反射開始前に食塊が咽頭に進行することがプロセスモデルの大きな特徴であり，咀嚼運動がstage II transportを生み出す．Stage II transportは舌による能動輸送のほかに，混合物の液体成分などでは重力による受動的輸送の関与も大きい．食塊の流動性が高い，または固形物と液体が混ざっているような2相性の食物では，咀嚼に伴い，嚥下反射開始前に下咽頭にまで食塊が流れ込むことが

我々の摂食・嚥下動作にはさまざまなパターンがあるが，摂食・嚥下障害患者を評価する際には，誤嚥や喉頭侵入がどのような状況，原因で起こるかを検討していく必要がある．そして，その結果に基づき，安全な経口摂取を実現するための対応を考えていく．

ある．したがって咽頭感覚の低下や運動の遅れがある嚥下障害患者では，咀嚼嚥下によって誤嚥の危険が高まることもある．

(3) 連続嚥下：液体をコップなどから連続して飲む状態．連続嚥下では通常の命令嚥下とは異なり，嚥下反射開始時に喉頭蓋谷に液体の先端部分が侵入している．連続嚥下には，嚥下ごとに喉頭が下がって喉頭前庭が開く分割型，喉頭は多少下がるが喉頭前庭は閉鎖したままである持続型，両者が混在する混合型の三つのタイプが存在する．最も多いのは分割型であるが常に固定しているものではなく，健常成人にMendelsohn手技を行うことで分割型を持続型に変更可能な例も存在する[1〜3]．

このように我々の摂食・嚥下動作にはさまざまなパターンがある．摂食・嚥下障害患者を評価する際には，どのような状況で誤嚥または喉頭進入が生じるのか，また，その要因として感覚障害，筋力低下，嚥下運動の協調性低下などどの要素が関わるのかを推測する必要がある．そして，対策として筋力強化や運動の協調性の向上を行いながら，誤嚥を防いで安全な経口摂取を獲得するために，適切な嚥下モデルを誘導するための嚥下手技の導入も検討されるべきである．

（柴田斉子）

2 ─嚥下内視鏡検査（VE）と嚥下造影（VF）

　咀嚼・嚥下運動を外部から直接観察することはできない．口腔，咽頭腔で起こっている咀嚼・嚥下運動を精密に評価するために，臨床ではさまざまな機器が用いられている．超音波検査，マノメトリー検査，筋電図検査なども用いられることがあるが，最も一般的に使用されているのが，嚥下内視鏡検査（videoendoscopic evaluation of swalluwing；VE）と嚥下造影（videofluoroscopic examination of swallowing；VF）である．VE，VFともに摂食・嚥下障害の検出力の高い検査であるが，両者一長一短の特徴を有する．VEは，被曝がないために長時間の検査が可能であるが，鼻腔から内視鏡を挿入し咽頭腔を観察するために，口腔や食道の観察はできず，また咽頭期では，ホワイトアウトにより，咽頭腔を観察することができないという欠点を有する．その一方で，VFは，口腔から食道まで造影剤の流れと，その造影剤を送り込む諸器官の運動を観察できるが，X線被曝の関係上，長時間の観察には適していない．それぞれの検査の特徴を表1にまとめた．

　両者の詳細については後述するが，それぞれの特長を活かした摂食・嚥下機能検査ならびに評価を行わなければならない．しかし，どちらの検査を行うにしても，誤嚥や咽頭残留の

表1　VE，VFの利点，欠点

	VE	VF
利点	・持ち運びできる ・普段の食事が観察できる ・X線被曝がない ・3次元的に観察できる ・喉頭をみることができる ・安静時の唾液，痰の貯留が観察できる ・不顕性誤嚥が検出できる ・体位・食物形態などの代償法を試すことができる ・患者，介護者に説明しやすい ・フィードバックに使用できる	・口腔から食道への食物の動きがわかる ・口腔，咽頭，食道での器官の運動を可視化できる ・咀嚼，stage II transport が観察できる ・咽頭期での各器官の動態，病態の詳細がみえる ・誤嚥検出の感度が高い ・体位・食物形態などの代償法を試せる ・治療効果の再評価が行える ・患者，介護者に説明しやすい
欠点	・咀嚼運動がみえない ・口腔期，食道期をみることができる ・嚥下自体をみることができない ・器官の動きがみえない ・内視鏡挿入の違和感がある	・X線被曝のため短時間の検査である ・2次元映像である ・造影設備がある施設のみで行える ・検査室でしか行えない ・造影剤が必要である

有無だけを診断するのではなく，誤嚥や咽頭残留を起こした原因が何であるか評価することが重要である．障害の原因が分からなければ，その障害に対する摂食・嚥下機能訓練方法や食事形態，食事姿勢などの代償法の計画立案があやふやになってしまう．

3 — VEによる評価

1 VEの利点

VEは，表1に載せたように多くの利点を備えているが，そのなかでも一番の特徴は，やはり日常の摂食に近似した状態で検査が行えるということにつきる．VEでは，患者が普段食べている姿勢で，普段食べている食物を，普段食事介助している人が，普段と同じ量，同じペースで食事介助しているところを評価することができる．より日常の食事に近い状態で検査を行うことで，フィードバックしやすくなる．X線被曝の心配もないので，患者が疲れない限りは，長時間の検査も可能である．また食事に疲れたときの咀嚼・嚥下機能がどのように変化するかを評価することもできる．

ポータブルのファイバースコープ（図1）を用いることで，どこでもVEを行うことができる．病院の内視鏡検査室だけでなく，病棟への往診や訪問診療も可能であるし，在宅や施設への往診や訪問診療にも使用できる（図2）．VEは，検査室で行う必要がないので，検査を行う場所は，施設の食堂であったり，在宅の居間であったりする．そこでは，施設の食事をつくっている管理栄養士や，食事介助している看護師，介護士や家族などと一緒に検査を行うことができる．その場所で，一緒にVEの映像を確認しながら患者の関係者へface to faceで申し送りができるので，フィードバックがしやすい．映像を一緒にみることで，インパクトが非常に大きいし，説得力がある．患者の家族は，どうしても食べさせたがってしまうことが多いが，内視鏡の映像の中心にみえる気管の入り口に食物が入りそうな映像をみせられると，その患者に食べさせている食物がいかに危ないかということを認識してもらえる．その一方で，実際に経口摂取が可能であるのに経管のみで栄養摂取していることも多いが，その場合も，施設職員や病院の主治医などと一緒にVEの映像をみることで，その患者が安全に経口摂取できることを説明しやすくなる．

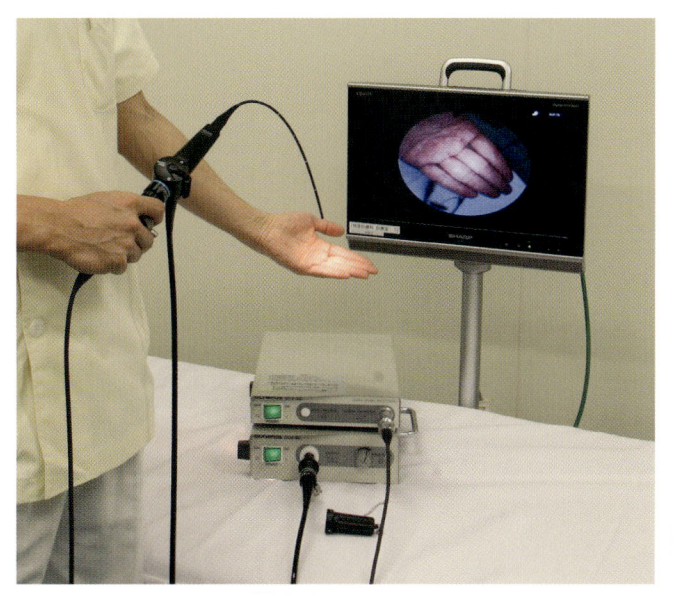

図1 ファイバースコープ構成例
ファイバースコープ（ENF-P4，Olympus社製），光源装置，ビデオシステム．

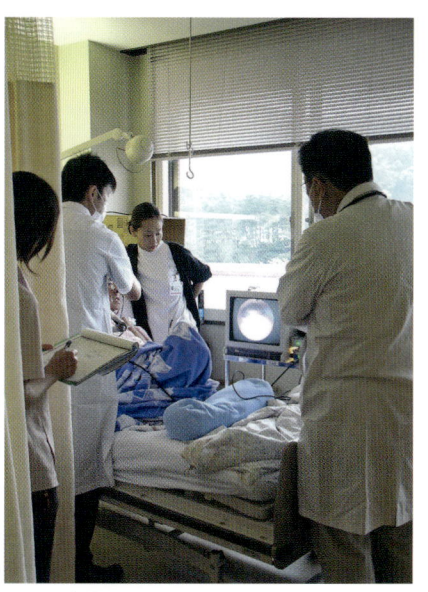

図2 病棟でのVE風景
主治医，担当看護師，担当ST，家族とともに検査を行っているところ．

2 VEの欠点

　VEの欠点の一つとして，VEでは口腔内の観察ができないので，咀嚼運動自体を観察することはできないということがあげられる．しかし，VEでは，咀嚼された食物がstage II transportによって咽頭，喉頭蓋谷へと送り込まれる様子を，三次元的に観察することができ，嚥下が起こるまで咽頭で食塊形成される食物の動きを評価することができる（**図3**）．咽頭へと送り込まれた食物はきちんと咀嚼されているか，食塊形成ができているかなどを観察することが可能であり，VEは咀嚼嚥下の評価に適した検査方法であるといってよい．

　ただ，VEでは，ホワイトアウトにより咽頭期をみることができず，口腔，食道の観察もできないため，VFと比べると直接的に得られる情報は少ない．個々の器官の動きをみることができないので，運動学的な評価も難しい．そのため，どこの機能が障害されているか診断するときには，推測になってしまうことがある．また，筆者の経験では，嚥下中に披裂切痕から侵入した少量の誤嚥物をVEで同定することは非常に難しい．

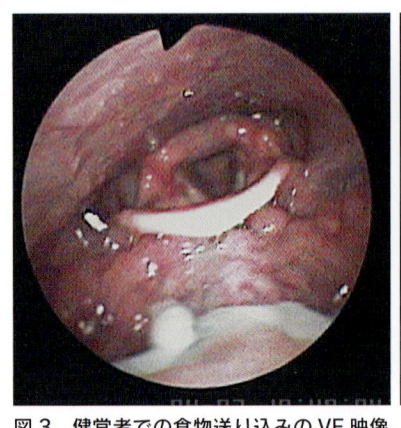

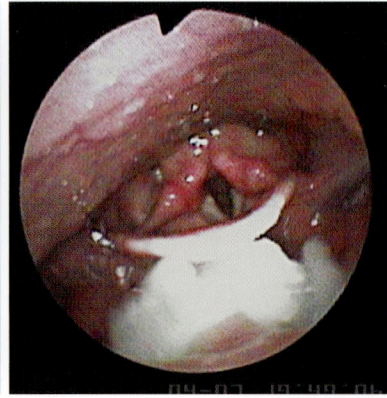

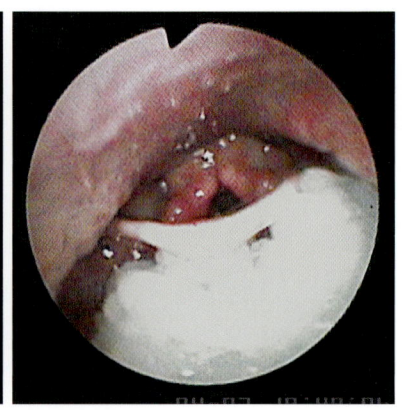

図3 健常者での食物送り込みのVE映像
咀嚼された米飯が咽頭へと送り込まれている.

3 VEの準備

　2012年現在で最も一般的にVEで使用されている内視鏡は，直径が3.5mm程度の鼻咽腔スコープだろう．VE用内視鏡を入れたことがない読者は，内視鏡を入れると痛くて嚥下の検査どころではないと想像するかもしれないが，決してそのようなことはなく，内視鏡を入れた状態でほぼいつもどおりの食事ができる．スコープ挿入時は，水あるいは麻酔薬を含有しないゼリー状の潤滑剤を先端部につける．検査を行うときの鼻腔の麻酔は，挿入に際して患者が疼痛を訴えた場合にのみ，表面麻酔薬を使用する（感覚の低下がみられるため，麻酔薬はできるだけ少量にする）．鼻腔への局所麻酔のスプレー噴霧は必要ない．挿入のときに若干不快感を感じるが，挿入後に痛みを訴える人はほとんどいない．内視鏡を挿入してからしばらくすると，内視鏡はほとんど気にならなくなり，内視鏡の挿入が嚥下を邪魔するということもない．

　VEの準備器材を図4に示す．VEでは，内視鏡セット一式に加えて，その映像を録画する装置が必要となる．また検査中の音声を記録するマイクロフォン，アンプ等も必須である．録音装置がないと，口腔に食物を入れている映像がないために，何を嚥下しているのか判別するのが非常に困難となる．なお，VE用の検査用紙も準備するべきである．標準的なVE検査用紙は，日本摂食・嚥下リハビリテーション学会のHPからダウンロードできる（http://www.jsdr.or.jp/）．

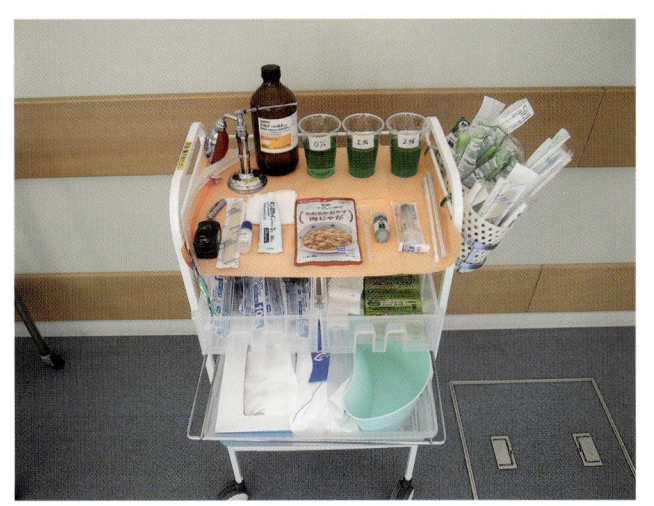

図4　VEカート準備物品例
左から吸引チューブ，パルスオキシメーター，スコープの曇り止め．挿入用の，局所血管収縮剤（プリビナ液）スプレー，潤滑ゼリー，ガーゼ．とろみ調整食品を加えた0，1，2%の3段階の粘稠度の着色した水．被験食品．スプーン，ストロー，シリンジなど．カートの引出には，予備のシリンジやとろみ調整食品を入れている．

　そのほか，内視鏡の曇り止め，局所血管収縮剤，潤滑剤，ガーゼ，SpO_2プローブ，吸引装置などを準備する．また，検査食は普段の食事に準じたものを用意し，患者の摂食・嚥下機能によっては，その上下のレベルの食事も準備する．検査用に水を使う場合は青色や緑色色素を付与し，誤嚥や残留などを識別できるようにする．ゼリーを自前で作成する場合，水分とは別の色を付与し，何を誤嚥し，何が残留しているのかが識別しやすくする．

4 VEの手順

　「嚥下内視鏡検査の標準的手順」も，日本摂食・嚥下リハビリテーション学会のHP（http://www.jsdr.or.jp/）からダウンロードできるので，詳細はそちらを参照されたい．VEで重要なのは，液体嚥下と咀嚼嚥下では送り込み様式が異なるので，別々の評価が必要になるということである．基礎編で述べたように，ヒトは一口ずつ液体を飲み込むときと食物を咀嚼し嚥下するときでは嚥下までの送り込みも異なり，嚥下のタイミングも変化する．このことを踏まえ，臨床検査でも液体嚥下と咀嚼嚥下それぞれのパラダイムに基づいて検査を行う．

5 VE による評価

1）安静時の状況

　VEでは，普段の咽頭の様子が観察できることも利点の一つとしてあげられる．VFでは，基本的にX線不透過のものしか観察できないが，VEでは，普段咽頭に貯留している唾液や痰なども観察することができる（図5）．筆者らは，神経筋疾患患者において安静時の咽頭唾液貯留と摂食レベルは関連性をもつことを報告している[4]．つまり，普段から唾液の貯留が多く観察される人は，栄養摂取レベルも低かった．当然といえば当然だが，普段から自分の唾液も上手に飲み込めない人は，食物を上手に飲み込むことも難しいというわけである．咽頭を観察した際に，咽頭の唾液貯留の状態で，その人の摂食状況や摂食レベルをある程度想定しながら検査を行うことが重要であるといえる．ただし，ときどき長い期間経管のみで栄養摂取しており咽頭の唾液貯留が多くみられる人でも，実際の嚥下機能が高い人もいるので注意が必要である（図6）．また，経管栄養の寝たきり患者などで口呼吸になり，口腔乾燥があると咽頭腔も乾燥している場合が多い．さらに痰まで出ている場合には，その痰までもが乾燥しているので，注意とこまめな口腔ケアが必要となる（図7）．

　VEで食物の嚥下を観察する前に，喉頭の動きを観察しておくことも重要である．「イー」など発声させ，声帯の閉鎖や披裂の内転運動に左右差がないか，十分に閉鎖ができているか観察する．反回神経麻痺があると，麻痺側の声帯運動が不十分になり，誤嚥のリスクが上が

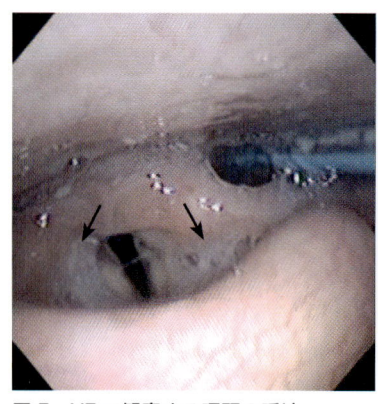

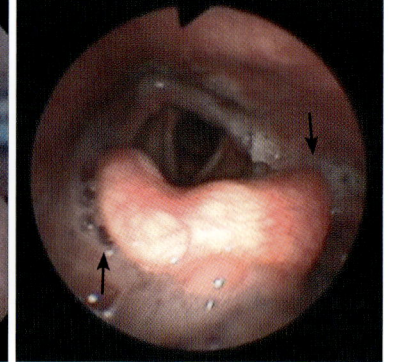

図5　VEで観察する咽頭の唾液

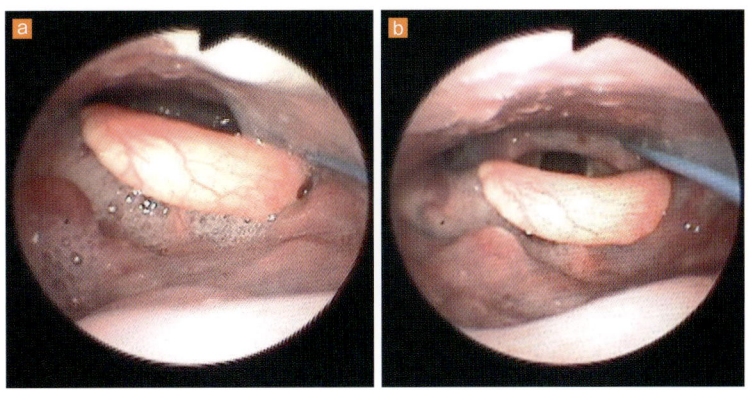

図6 VE前後の咽頭唾液貯留
a 経鼻経管栄養中の患者では，咽頭に唾液が貯留していたが，b VE後には，唾液はすべて嚥下され，咽頭での唾液貯留はなくなっていた．実際，この患者は全粥程度の摂食が可能であった．

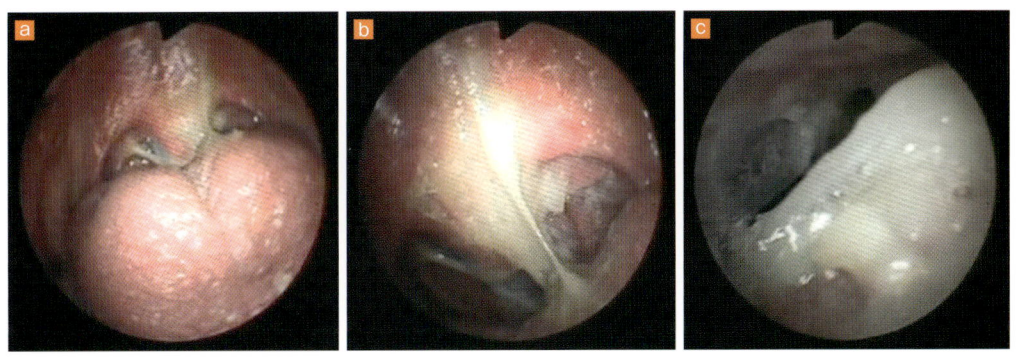

図7 寝たきり，経鼻経管栄養の1例
a VEで口腔内を観察すると口腔乾燥があり，b さらに咽頭から口腔へと続く痰も観察できる．c このような場合は，咽頭腔でも粘稠の痰が観察されることが多い．

るので，十分な観察が必要である．また，発声させるときには，「気息性嗄声」や「湿性嗄声」がないかにも気をつける．声帯閉鎖が不十分だと気息性嗄声になるし，発声時に喉頭のなかに唾液や水分が貯留していると湿性嗄声になる．これらの発声を確認しておくことで，普段の臨床症状とVEで観察した咽頭，喉頭の異常所見をリンクすることができ，普段VEを使用していない場面でも，咽頭，喉頭で起こっていることを推測することができる．

2）液体嚥下（ホームページ「参考動画」，p.xii 参照）

① VE では観察しにくい正常命令嚥下

　VE で正常な嚥下運動を観察すると，咽頭期では，鼻咽腔の閉鎖や咽頭収縮によりホワイトアウトが起こるので，咽頭の観察はできない．また，口腔送り込み期，食道期も VE ではみることができない．つまり，一口ずつ飲む命令嚥下の場合，嚥下開始まで食塊が口腔内に保持されたのちに，嚥下とともに一気に食道まで送り込まれる．食物の流れや咽頭諸器官の運動は，ほとんど観察することができない．それでは，液体嚥下を VE では評価できないのかというと，そうではない．嚥下前後の食物の動きや残留などは VE でも観察できる．その嚥下前後の動きから何が障害されているのかを推測し，その障害に対する対応法を考え，訓練プログラムに反映させる．

② 嚥下前後の評価と対応

　VE は，嚥下に伴う気道防御機構の観察に非常に有用である．基礎編で述べたが，呼吸と嚥下との間には密接な協調関係があり，嚥下のための気道防御機構が働く．声帯，披裂は，嚥下開始前に部分的に閉鎖し始める[5,6]（図8）．Shaker らは，この閉鎖運動を partial glottal closure reflex とよんでいる[5]．この防御機構が鈍っていて，かつ嚥下反射遅延が重なると，嚥下前誤嚥の危険性がかなり高まる．

　嚥下前後の食物の流れをみることで，摂食・嚥下障害の有無を推測可能である．嚥下前に舌根などの器官に動きがみられないにもかかわらず被験物が咽頭へと流入する場合，早期咽頭流入（premature leakage）か嚥下惹起遅延が考えられる．反対に，検者が飲むように指

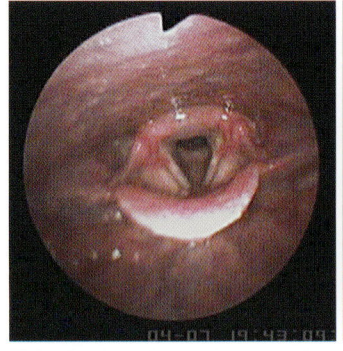

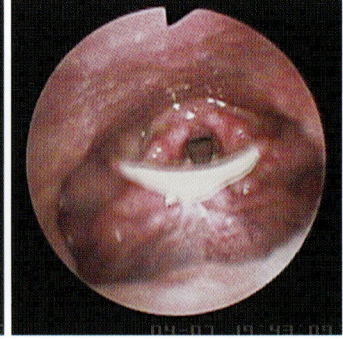

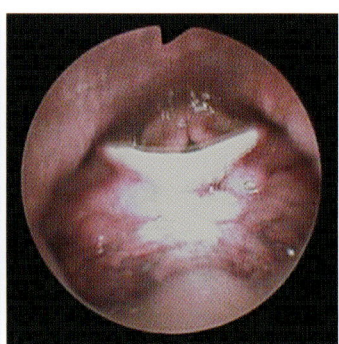

図8　Partial glottal closure refrex
嚥下が開始される前に，声帯と披裂は部分的に閉鎖しはじめる．

示しているにもかかわらず，食物がまったく咽頭へと落ちてこない場合には，舌の送り込みの障害が推測される．検査中に，嚥下惹起遅延や舌の送り込みの障害が観察された場合には，食物形態や姿勢による代償法を試みる．嚥下惹起遅延の場合，液体の咽頭への流入スピードを遅らせるために，とろみ調整食品を混ぜて粘性を高めた液体で嚥下を試みる．検査前に，あらかじめ濃度の異なるトロミ水を用意しているとよい．筆者らは，トロミ濃度は，1％（とんかつソース状）と2％（ヨーグルト状）の2種類を用意している（図9）．また，リクライニング効果が強すぎると，被験物が中央から勢いよく喉頭蓋を越えて落ちていくときがある（図10）．リクライニング位の目的の一つが，重力による送り込みの補助であるが，嚥下反射惹起遅延があり，重力の影響が強すぎると，嚥下が起こる前に食物が下咽頭まで落ちてしまうことになる．そのような場合は，リクライニング角度を上げるとよい．反対に，口腔から被験物が送り込まれない場合は，粘性の低い被験物を試してみるか，リクライニングの角度を

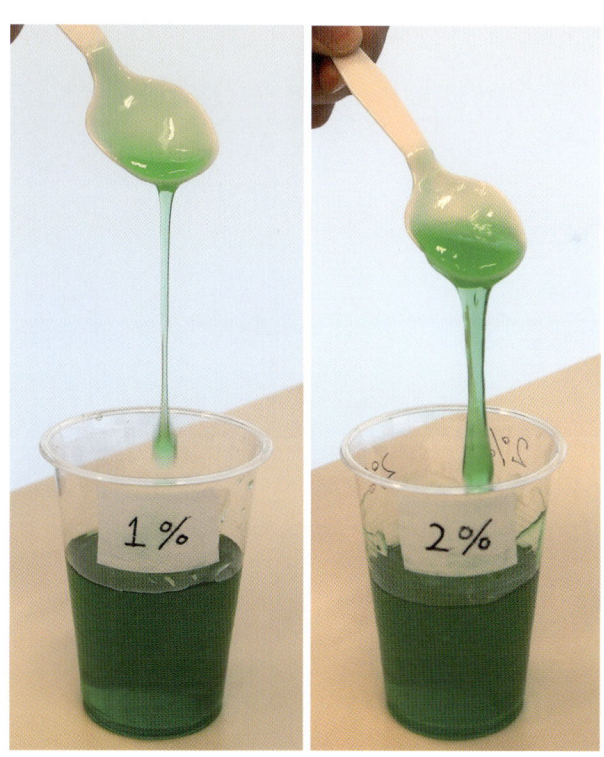

図9　とろみ1％（とんかつソース状）と2％（ヨーグルト状）
（スルーキングi，キッセイ薬品工業）

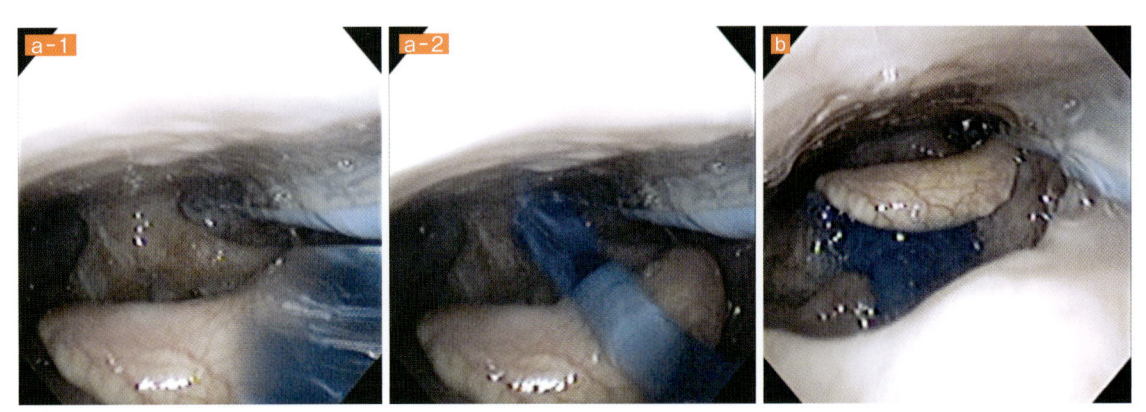

図10 リクライニング
a 30度とb 45度．a リクライニング30度では，重力の影響が強く中央部から液体（トロミ2％）が喉頭の上に侵入してしまったが，b リクライニング角度を45度まで起こすと，液体は一旦喉頭蓋谷で留まる．

強くすることで対応する．

　嚥下後に喉頭内を観察し，誤嚥や喉頭侵入を認めた場合には，食物，姿勢代償法を試みて，かつ随意的に嚥下を調整できそうであれば，努力嚥下やsupraglottic swallowなどの嚥下法を試みる．

3）咀嚼嚥下（ホームページ「参考動画」，p.xii 参照）
① 咀嚼嚥下で活きてくるVEの特性

　図11aに示すように，VEの欠点として，液体嚥下での咽頭期を観察できないことや，口腔，食道の観察ができないことなどをあげてきたが，咀嚼嚥下に関しては，VEの利点が生きてくる．液体嚥下では，液体が咽頭へと送り込まれるときには，ホワイトアウトが起こっていたが，咀嚼中には呼吸も継続しているために鼻咽腔は閉鎖しておらず，咽頭の様子をみることができる（図11b）．咀嚼嚥下では，咀嚼された食物が，stage II transportによって嚥下前に咽頭へと送り込まれ，二相性食物では液体成分が重力によって下咽頭まで侵入してくる．VEでは，口腔内で食物が咀嚼されている様子を観察することはできないが，その咀嚼された食物が送り込まれる様子と咽頭に集積する様子はよく観察できる．

　また，VEではX線被曝がないため，長時間の検査が可能である．VEで咀嚼嚥下運動を観察するときには，患者の普段の食事状況にできるだけ近づけた環境をつくり，評価する．

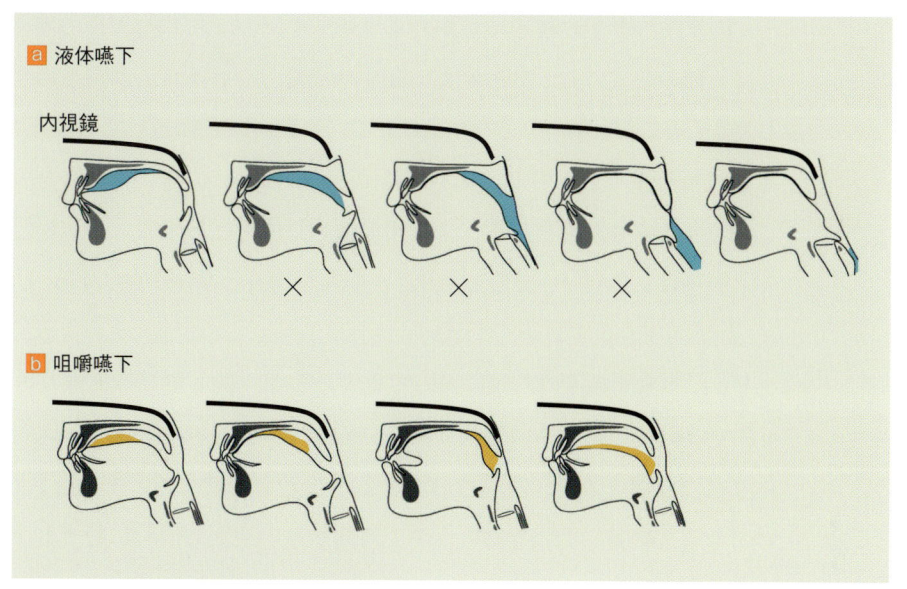

図 11 液体嚥下と咀嚼嚥下のVE模式図
ⓐ VEでは，液体嚥下の口腔期，咽頭期，食道期の観察は難しいが（×印），ⓑ 咀嚼嚥下で送り込まれた食物は観察することができる．

　筆者が施設や在宅などで行うときには，普段その患者が食べている食事を準備してもらい，普段食べている場所，たとえばそれが食堂ならばVEは食堂で行い，ベッド上ならば部屋までVEセットをもって行き検査するようにしている．ベッドのリクライニングも普段の食事姿勢に準じて準備し，食事介助も可能ならば普段食事介助している人が行う．普段の摂食状況に近づけることで，検査結果を普段の食事へできるだけ反映させることが可能となる．もちろん，このような努力をしたとしても普段の摂食状況をすべて反映しているわけではないが，できるだけ普段の食事環境に近づけることで，検査結果を日常の摂食状況へと反映させることができる．

　咀嚼嚥下の検査は，普段の栄養摂取レベルから開始する．1口食べただけでは，わからないことがあるので，2，3口繰り返して食べてもらう．1口では残留がなかったが，2，3口食べると残留が増えてくることもある．その食物形態で，誤嚥や喉頭侵入を認めたり，梨状窩への大量の残留を認めた場合には，姿勢の代償法を考え，それでも難しそうな場合には，食物形態を下げて，再度食べてもらう．

VEでは，検査対象者にかかわる「キーパーソン」にもVEの映像を一緒にみてもらうようにお願いしている．たとえば，施設の栄養士や病院ならば担当の看護師なども一緒に観察してもらうことも多い．そうすることで，普段自分が担当している患者がどのように食べているか直接観察できるので，フィードバックが非常に大きい．検査を一緒に行いながら話をしていると，姿勢や食物形態による代償法の目的を知らずに，とりあえずリクライニング30度で，ペースト食でいいでしょう，という人が以外と多かったりする．

② 咀嚼に伴う送り込みの評価

　VEでの咀嚼嚥下の評価において重要なのが，嚥下までの食物の送り込み方の観察である．VEでは咀嚼運動自体は観察できないが，送り込まれた食物を観察することはできる．送り込まれた食物をみて，咀嚼されているか否かを判断する．また余裕があれば，VEの映像だけでなく，咀嚼しているかどうか，外部からの観察も同時に行うと下顎が咀嚼運動を行っているかどうか観察することができる．

　咽頭に到達した食物がどの程度まで送り込まれていくかを観察することも重要である．基礎編で述べたように，咀嚼嚥下では，stage II transportによって送りこまれた食物が喉頭蓋谷に集積する．そこで重要なことは，どのように送り込まれてきたかを評価することである（図12）．Stage II transportによるものなのか，ただ重力によるものなのかを判断する．重力による送り込み（落ち込み）のような場合には，リクライニングを強くしすぎると重力の影響が大きくなり，食物が口腔から咽頭へとすぐに落下してしまうことがある．そのような場

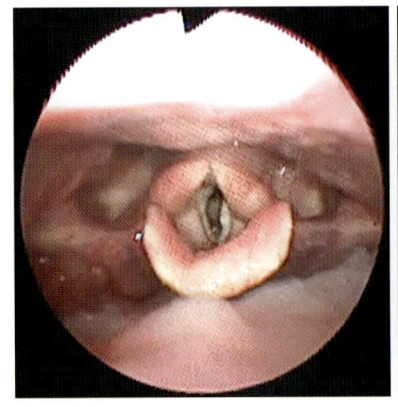

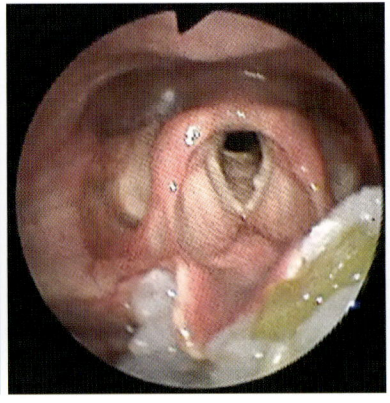

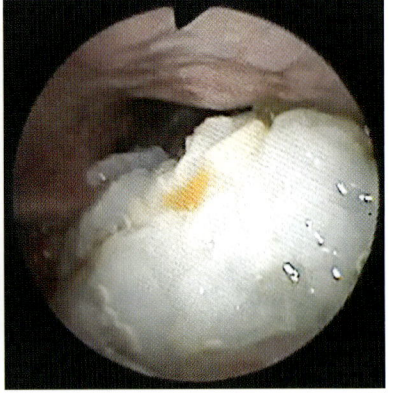

図12　嚥下反射の遅延
全粥とキザミの主菜を食べているところ．嚥下反射遅延により咽頭腔いっぱいにまで食物が送り込まれている．

合には，リクライニングを弱くするように体を起こすと，重力による落下は防ぐことができる．さらに，嚥下までにどこまで送り込まれるのかも観察する．健常者だと，普通の固形物を食べたときには，咀嚼された食物は80％くらいの割合で，中咽頭か喉頭蓋谷まで送り込まれる．また一方で喉頭蓋を越えて下咽頭へと侵入していく割合はきわめて低い．そのため，VE評価していて嚥下前に下咽頭や梨状窩底まで食物が到達している場合は，嚥下反射が遅延していると考えてもよい．咀嚼嚥下でのVEによる嚥下までの観察についてまとめると，①どのようにして送り込まれているか，②送り込まれた食物は咀嚼されているか，③どこまで送り込まれているか，に注意しながら観察する．

　普段食べている食事には，二相性食物のような形態の食事をみかけることが意外と多い．特に刻み食などでは，刻んだ食物から汁が出て，自然に二相性食物になっている．そのような場合もそのままその食物を食べてもらう．そうすることで，普段食べているものを食べられているか評価できる．それほど水分を含んでいない食物でも，咀嚼中に唾液と混ざることで水分量が増して，咽頭に早期に流入してくることはよくある．そのときに嚥下反射の遅延などがあると，誤嚥のリスクが高まる．注意してほしいのは，誤嚥をさせるためにこのような食べさせ方をするわけではなくて，普段食べているものを食べるとどうなるかを観察するために行うのである．普段と同じものを用いれば，検査中に誤嚥している人は普段の食事も誤嚥している可能性が高い．特に不顕性誤嚥がある人などでは，普段の食事では誤嚥がわかりにくいため，このように普段と同じ食事を検査することが重要になる．

③ 障害の原因と対応

　咀嚼嚥下で，嚥下後に咽頭に残留を認めた場合，残留の部位により摂食・嚥下障害の病態，対応法は異なる．嚥下後の残留は，喉頭蓋谷と梨状窩に多く認める．

　喉頭蓋谷への残留は，嚥下中の喉頭蓋の反転不足が主原因となることが多い．喉頭蓋はそれ自体で反転できず，喉頭挙上と舌根部の後方への収縮によって反転するといわれている．喉頭挙上不良や舌根部の収縮不良があると，喉頭蓋の反転が不十分となり，また咽頭収縮が不足していると，喉頭蓋谷への残留をきたす．少量の喉頭蓋谷への残留は，すぐに誤嚥に結びつくわけではないが，残留量が増えると，喉頭蓋を越えたり，喉頭蓋に沿って梨状窩へと落ちていくことになり，誤嚥リスクが高まる．また，そのまま喉頭蓋谷の残留が増えると窒息のリスクも上昇する．

喉頭蓋谷の残留を取り除くには，嚥下のあとに何回か嚥下を繰り返してもらう「複数回嚥下」や，水分やゼリーを飲んでもらい，残留を減らす「交互嚥下」などを行う．それでも除去できない場合には，食物形態のレベルを下げて試行する．また，姿勢の代償法として，頭部屈曲位で嚥下することで，咽頭腔を狭めて喉頭蓋谷の残留を減らす．また，喉頭挙上不良や咽頭収縮不良が考えられるため，筋力訓練を考慮する．喉頭挙上のために頭部挙上訓練（Shaker訓練）やMendelsohn手技などを行い，咽頭収縮筋群の増強に舌保持嚥下を行う．

　梨状窩は，喉頭のすぐ横に位置するために，梨状窩への食物の残留は，喉頭蓋谷よりも格段に誤嚥リスクが高まる．梨状窩への残留の原因として，咽頭収縮不良による下方へ食物を送り込む圧の不足や食道入口部の開大不良が考えられる．代償法としては，食物形態を下げる必要性があるかもしれない．またリクライニングを強くすることで，喉頭と食道入口部との相対的な位置関係を，前後方向から上下的なものにすることで（図13），梨状窩の残留物をすぐ誤嚥してしまうのを防ぐ．咽頭収縮不良に対する間接訓練として，舌保持嚥下を行う．食道入口部の開大不良には，おもに舌骨上筋群の収縮不良と輪状咽頭筋の狭窄が関与する[7]．原因が舌骨上筋群の収縮不良ならば，頭部挙上訓練やMendelsohn手技を行い，輪状咽頭筋の狭窄が原因として考えられる場合には，バルーン拡張法で食道入口部狭窄の改善を狙う．

④ VEの限界

　摂食・嚥下障害患者の咀嚼嚥下機能を評価し，訓練プログラムを立案するうえで，VEは非常に有用な検査だといえるが，やはり嚥下の咽頭期の評価となると，どうしても情報が間接的にならざるを得ない．ホワイトアウトのために，嚥下中の咽頭収縮，喉頭蓋の反転，食道入口部の開大などは観察できない．また舌骨や甲状軟骨もみることができないので，舌骨，喉頭の挙上もみることができない．そのため，これらの器官の運動学的評価は，嚥下後の誤嚥，喉頭侵入の有無や残留の有無や場所から「推測」することになる．そこでより厳密に咀嚼嚥下機能を評価し，詳細な訓練プログラムを立案するためには，VFによる評価が必要となる．次の項目では，VFによりどのように病態を把握していくか説明していく．

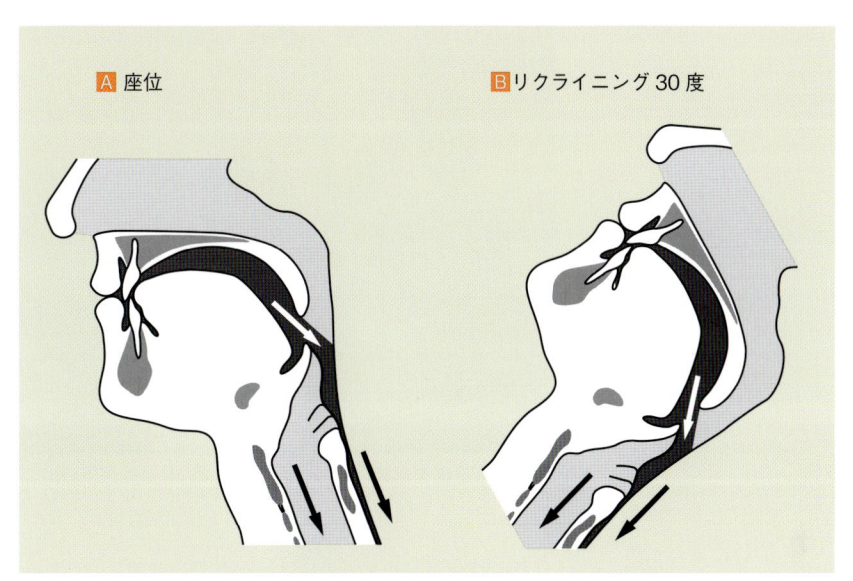

図13　リクライニング位による食道と気道の関係の変化
ⓐ座位では，気道と食道は，前後の関係（黒矢印）だが，ⓑリクライニングすることで，気道が相対的に食道よりも上に位置するので，誤嚥しにくくなると考えられている．一方で，リクライニングすると口腔と咽頭の関係が前後から上下に変わるため（白矢印），重力による食物の落下などが起こる．そのためリクライニング位では，頸部の前屈も必要となる．

4 — VFによる評価

1 VFとは

　VFは，X線造影装置を使用し，造影剤や被験食物に造影剤を混ぜたものを被験者が食べ，飲み込むところを撮影して，食物の誤嚥や咽頭残留の有無を判断し，嚥下関連諸器官の運動が障害されていないかを評価する検査である（**図14**）．VEでは，咀嚼嚥下中の器官の動きを観察するには限定的な情報量しか得られない．その一方で，VFは，口腔から食道までをX線で透過して観察することができるので，咀嚼嚥下のメカニズムとその病態について観察することができる．VFの手順，準備についての詳細は，日本摂食・嚥下リハビリテーション学会から出されている「嚥下造影の検査法」（http://www.jsdr.or.jp/doc/doc_manual1.html）を参照していただき，本節では，VFを用いた評価方法，特に咀嚼嚥下に関する評価方法について述べる．

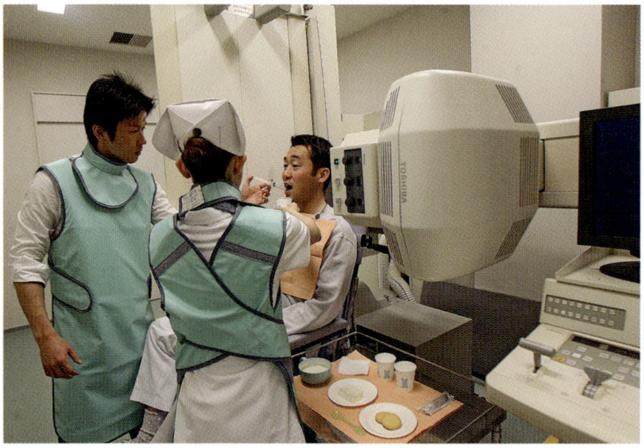

図14　VF撮影風景

2 VFの利点

　VFの利点については表1に列記したが，最大の利点は，口腔から食道，胃まで送り込まれる食物の動きがわかることと，その食物を送り込む諸器官の運動を可視化できることである．これは，VEとはまったく異なる点であり，最大の利点といってよいかもしれない．この利点を活用して，口腔準備期から食道期にかけて，摂食・嚥下機能評価を行うことが可能となる．VEには多くの利点があるが，欠点として，口腔内や食道の観察ができないことと，咽頭期がホワイトアウトにより観察できないことがあげられる．そのためVEでは，摂食・嚥下機能の病態を完全に把握するのは難しく，推測になってしまう．特に，摂食・嚥下機能に関する経験や知識が少ない場合に，推測しかできないと病態評価が困難になることがある．一方，VFでは，口腔や食道も可視化して観察することで咀嚼嚥下にかかわる情報量が格段に増加する．VEでは，咀嚼運動を観察することはできないが，VFでは，咀嚼運動やそれに伴う舌や軟口蓋の運動を観察できる．食物の送り込みがstage II transportによるものなのか，ただの垂れ込みであるのか判断できる．また咽頭期中の喉頭挙上や気道防御の有無，食道入口部の開大などの機能面や，食道の狭窄，食道裂孔ヘルニアなどの形態的問題点も発見できる．VFで得られる情報量は，VEと比較してもかなり多い．

3 病態把握の重要性

　筆者が Johns Hopkins 大学在籍中に，Palmer がよくいっていた言葉に，「VF は，Yes/No クイズではない」というものがあった．これは，VF では誤嚥した，誤嚥していないという判定だけを行うのではないということである．もちろん，被験食品を誤嚥したかどうかを判定することは，非常に重要である．不顕性誤嚥は，日常の食事観察では判定できないので，不顕性誤嚥を判定できるのは VF を使用した利点である．しかし，VF 評価で一番重要なのは，誤嚥や咽頭残留に至ったプロセスが何であるのかを判定することである．口腔から食道までのどこの機能が障害されているために，結果として喉頭蓋谷や梨状窩に食物が残留したのか，または，嚥下中や嚥下後の誤嚥がなぜ起こったのかを評価することが VF 評価で重要なのである．これらの評価を確実に行うことで病態が明らかになり，その後の訓練プログラムが立案しやすくなる．もちろん前提として基礎疾患を把握しておくことも重要である．たとえば，ある被験者において梨状窩に残留がみられたとする．そのとき咽頭収縮不良で下方への圧が弱くなかったか，喉頭挙上不良に伴い，食道入口部の開大が弱くなかったか，その場合，左右差はなかったか，などを評価する．そのあとに，咽頭収縮機能低下に対して舌保持嚥下[8]を計画し，喉頭挙上不良に対して頭部挙上訓練[7]を行うように計画しやすくなる．やみくもに，thermal tactile stimulation をしたり，とりあえず頭部挙上訓練をやろうというのではなく，病態を把握し整理したうえで訓練計画を立案することが効果的なリハビリテーションを行ううえでとても重要である．

4 VF の注意点

　VF 時の姿勢は，普段の摂食時の姿勢に準じた姿勢を取りたいので，VF 用のリクライニング車椅子（図15）を用意するのが一番よい．また，VF では，体位による代償法を試すことができる．VE でも体位変換は可能であるが，鼻腔に内視鏡が通っていない状態である VF のほうがリクライニングや頸部回旋などの体位変換は行いやすい．

　VF の映像は，通常録画装置で記録する．記録するメディアは何でもかまわないが，症例検討やカンファレンスで記録したビデオを使用するためには，持ち運びしやすいメディアが便利である．また VF 映像とともに音声も録音できるようにしておくことが重要である．映

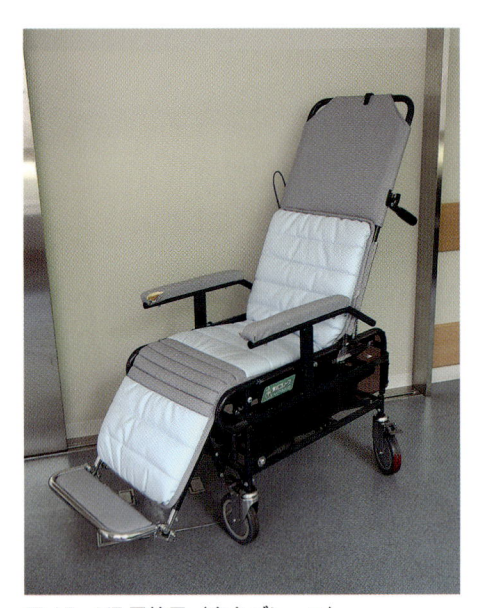

図15　VF用椅子（東名ブレース）
リクライニングと昇降ができるようになっている．

像だけの記録しかない場合，X線透視は，二次元の白黒映像であるので，被験食品やその量の判別がつきにくいことが多いからである．

　VFで得られる情報は，あくまでX線で透視した二次元の情報であり，三次元的な情報を得るためには側方からの撮影と前後方向からの撮影の2種類の撮影を行わなければならない．造影されない唾液などの観察も難しい．また，VEとは異なりVFには可動性がないために，検査の場所が限定されてしまう．X線透視装置が設置されている施設でなければVFを行うことができず，病棟などへの往診や訪問診療もできない．移動困難な重症患者だとVFの撮影は難しい．

　X線被曝についても考慮しなければならない．VFから得られるメリットとX線によるリスクを考慮して検査に臨み，必要最低限の被曝量に抑える必要はある．しかし，近年X線造影撮影装置も開発が進み，最近の機器だとVFで使用する線量は，5分照射で1.05 mSVとかなり低い被曝量になっている．VEとVFの両方を行えるならば，VFの前にVEを行い，両検査をすみ分けることで，X線被曝を大幅に減らすことができる．はじめにVEを行い，適切な水分1口量や粘性，食事レベルを判断し，その情報に基づいて，その適切な食事レベルからVFを開始すれば，VFでの必要な被検食品の数を減らすことができ，必要な情報を最低限のX線被曝で得ることができる．

　またVFでは，過度の誤嚥は絶対に避けるべきである．NEMJ（New England Journal of Medicine）などには，VF中のバリウム大量誤嚥が報告されたが[9]，このようなことになると本末転倒である．検査のときには，被験者がどの程度の障害があるのかあらかじめスクリーニングテストで判断し，安全域をもって診断を行うべきである．

5　VFの準備

　成人の検査では，造影剤や食物に造影剤を混ぜたものを食べてもらい透視映像を記録す

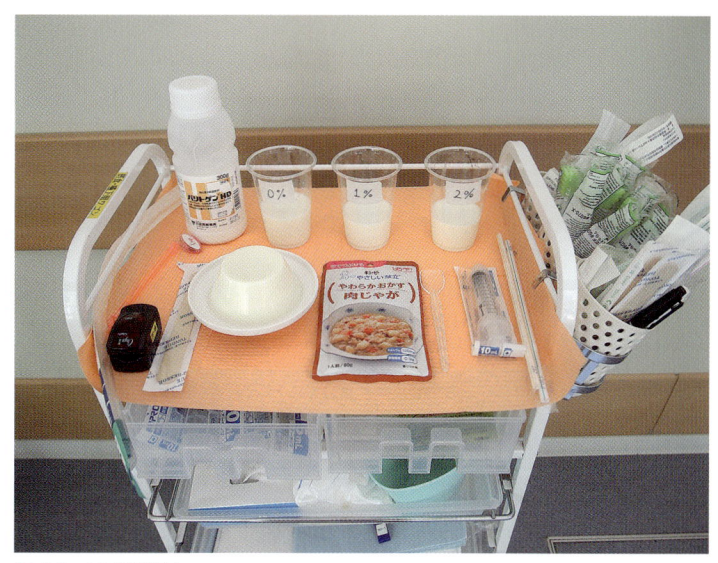

図 16　VF 準備例
左から吸引，パルスオキシメータ，とろみ調整食品を加えた 0，1，2％の 3 段階の粘稠度のバリウム，バリウムゼリー，スプーン，ストロー，シリンジなど．バリウムは，トロミがつくまでに時間がかかるので，あらかじめ準備しておく．

る（図 16）．使用する造影剤は，原則としてバリウムを使用する．バリウム原液だと濃度が 120〜160％と濃く，粘性もあるので，水で希釈して使用する（重量％濃度で 30〜40％以上あれば十分）．そして，必要があれば，それにとろみ調整食品（増粘剤）を付与し，粘性を高めたバリウムも準備する．バリウムは，トロミがつくまでに時間がかかるので，あらかじめ準備しておく必要がある．筆者は，バリウム液 100 mL にトロミ剤を 1 g 付与した 1％トロミバリウム（ネクター状）と 2 g 付与した 2％トロミバリウム（ハチミツ状）を使用している．ただし，バリウムの希釈濃度や使用するとろみ調整食品の種類によって粘度が異なるので，それぞれの施設で調整が必要である．重要なことは，使用する粘性を規格化しておくことで，評価の基準の粘性が作成でき，いつも一定の基準のもとで評価が行えることである．

　余談であるが，米国では，とろみ調整食品があらかじめ混ぜ込んであるバリウムが販売されている（図 17）．あらかじめ粘稠度が調節されており，粘稠度が低い方から thin，nectar，honey，pudding の 4 レベルとなっている．この標準化されたバリウムを使用することで，自分たちで粘稠度の調整を行う必要はなく，毎回同じ粘稠度のバリウムを使用して，嚥下機能

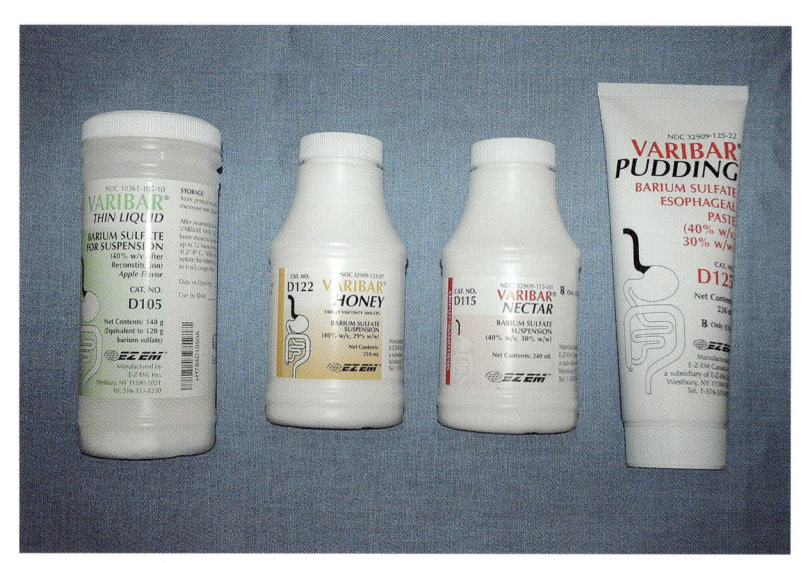

図17 米国で使用されているトロミ付きバリウム（Varibar, E-Z-EM社製）
あらかじめ粘稠度が規定されている．日本での使用認可は下りていないため使用できない．

を評価することができる．検査前にバリウムにとろみをつけるような準備も必要なくなるので非常に便利なのだが，残念ながら日本ではこの製品の認可は下りていない．

　食物は，施設の嚥下特別食の基準に準じて標準化したものを準備しておくことによって，検査結果を日常の食事レベル判定に反映しやすい．また標準化しておくことで，再評価時の変化を判定しやすくなる利点がある．ただし，食物は透視で撮影できるように，造影剤を混ぜなければならない．造影剤は，バリウムクッキーやバリウムゼリーのように食品をつくる時点で，造影剤を混ぜ込んでしまう方法と，検査時に食物にバリウムの粉末，もしくはとろみ調整食品を付与したバリウムを一緒に食べてもらう方法の二つがあるが，両者一長一短ある．

　食物にあらかじめ造影剤を混ぜることにより，食物そのままに確実に造影でき，かつその食物そのままに食べるところを透視下に評価できる．しかし，手づくりは手間がかかり，造影剤の性質上長期間の保存は難しく，頻繁に検査を行う施設でなければ，被験食品が無駄になってしまう可能性が高い．また，作成できる被験食品が限られることも欠点の一つである．

　一方で，検査時にバリウム粉末や増粘したバリウムを食物に混ぜたり，食物の上に載せたりすることで，検査時の造影が可能である．水分での検査と異なり，食物を食するときには，口腔内で咀嚼してから嚥下するので，咀嚼により食物と造影剤が混ざり合い，食物の動きが

透視下で造影可能となる．被験食品の幅が広がり，より普段の食事に近い食物形態で評価できるので，フィードバックしやすいというメリットがある．

6 VFによる評価

1）液体嚥下（ホームページ「参考動画」，p.xii 参照）

① はじめに

　液体嚥下検査時におけるの液体バリウムを飲む量は，被験者の普段の飲み方に準じてある程度規格化しておくと，検査が行いやすくなる．筆者の施設では，3 mL（スプーン半分），6 mL（スプーン1杯），ストロー飲み，コップ飲み，とレベルを決めている．3 mLでも誤嚥の危険性が非常に高い場合には，さらに減量する．どの程度の量から検査をスタートするかは，普段の摂取量やVE検査結果を参考にしながら決定するとよい．

② 口腔準備期～口腔送り込み期

　液体嚥下では，まず口腔準備期の口腔保持ができているかを観察する．口峡部で軟口蓋と舌が接して，口腔後方部をシールしているかどうかをみる．舌の運動障害や器質的な欠損があると，口峡部の閉鎖ができずに，随意的な送り込みの前に，液体が咽頭へと流入していく．この状態は，早期流入（premature leakage）とよばれる．

　次に，口腔送り込み期では，舌が液体を食塊として舌背部にまとめてから咽頭へと送り込んでいるかを確認する．舌運動が障害されていると，この食塊保持から送り込みの動作ができなくなる．

③ 咽頭期

　咽頭期では，咽頭，喉頭の諸器官がタイミングよく連動して動いているか観察する（図18）．嚥下の咽頭期は，0.5秒程度の間に，さまざまな筋肉が収縮，弛緩し，器官が動くので，VF中に病態を把握するのはかなり大変である．そのため，VF映像を検査後に見直す必要があるので，録画は必須である．

　食塊が咽頭へと送り込まれたときに，軟口蓋が挙上し，鼻咽腔を閉鎖しているかを確認する．次に，食塊が喉頭蓋谷付近まで到達すると，咽頭腔と舌根部が徐々に収縮していき，食塊を下咽頭へと押し込んでいく．VF上では，舌根部の後方移動と咽頭後壁の肥厚が確認できる．ここで，注意しておきたいのは，VF映像は，あくまで二次元的な情報であるというこ

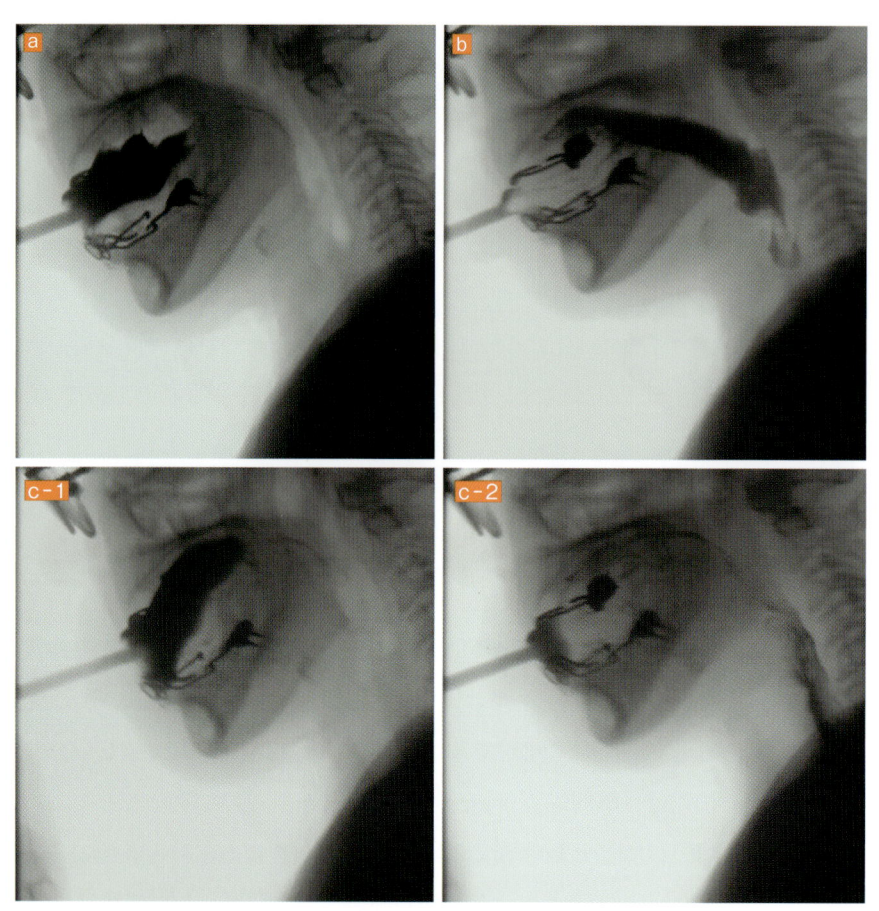

図18 VF咽頭期側面像：76歳，女性．ストロー飲みでのVFの1例
 a から b にかけて，舌根部が下がり，食塊先端が食道入口部へと達している．軟口蓋は挙上を開始し，舌骨と喉頭も挙上しだしている． c 食塊が食道へとほぼ入っていく頃には，咽頭腔は収縮し，舌骨と喉頭もほぼ最大挙上している．喉頭蓋は後方へと倒れ込み，喉頭口も閉鎖している．嚥下機能としてはほぼ問題ない状態である．

とである．鼻咽腔閉鎖は，軟口蓋の後上方への挙上だけのようにみえるが，実際には，三次元的な収縮により，閉鎖が行われていることは頭に入れておきたい．咽頭，舌根部の収縮も同様である．軟口蓋の三次元的な収縮活動は，VEによって観察できる（図19）．

　次に，喉頭挙上と喉頭蓋谷の倒れ込みを確認する．食塊が下咽頭へと送り込まれるときには，舌骨と喉頭が舌骨上筋群の収縮により前上方に挙上していく．舌骨上筋群のなかでもオトガイ舌骨筋が，嚥下中の舌骨，喉頭を一番牽引する筋肉であるといわれている．喉頭挙上により，喉頭蓋が相対的に後方へと倒れ込む．喉頭蓋は，自力では後方へ倒れ込むことはで

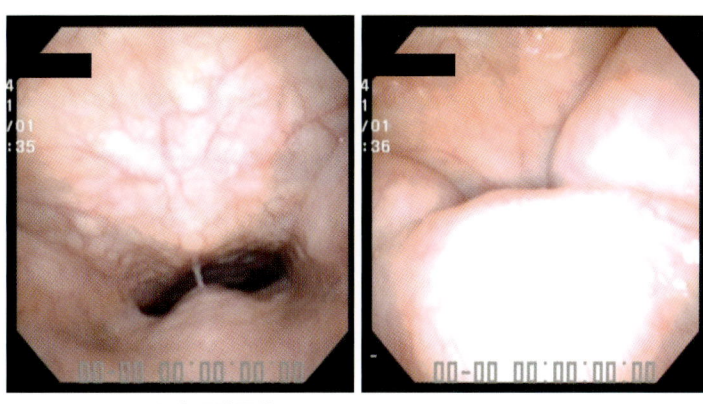

図19 VEでみた鼻咽腔閉鎖
軟口蓋の挙上とともに咽頭側壁も収縮している．

きず，喉頭挙上と舌根部の後方への収縮によって，後下方へと倒れ込んでいく．この倒れ込みが不十分だと，喉頭蓋谷に食物が残留しやすくなる．また，喉頭閉鎖も不十分になるので，嚥下した物が喉頭内へ侵入する危険性が高まる．

④ 前後方向撮影

食道入口部は，喉頭の挙上と上食道括約筋の弛緩によって開大する．食道入口部の開大が不十分だと，嚥下しようとした食物が気道に入りやすくなるので，嚥下中誤嚥のリスクが高まる．また，嚥下後に梨状窩に残留しやすくなり，嚥下後の誤嚥のリスクが高まる．

嚥下の咽頭期の観察では，VFの前後方向撮影も効果的である．VFは，二次元的な映像なので，側面映像だけでは，食物が咽頭を通過したときや，残留したときの左右差がわかりづらい．そこで，VFの前後撮影を行い，食物の咽頭通過と残留の左右差を確認する（**図20**）．前後方向撮影のときには，嚥下後の残留が片側にある場合には，そちら側の咽頭収縮不全や食道入口部の開大不全が疑われる．ただ，健常者でも嚥下時の咽頭通過にはlaterality があるので，VFで観察したときに片側のみを食塊が通過していったとしても，それが障害であるとは言い切れない．瀬田らは，健常成人を対象に，バリウム5 mLを嚥下したときの梨状窩通過の左右差について検討し[10]，40％の被験者でバリウムの梨状窩通過側に左右差を認めたと報告している．片側の梨状窩への食物の残留を認めた場合には，頸部回旋や食道入口部のバルーン拡張法などを試してみる．VFでは，その効果を確認できるメリットがある．

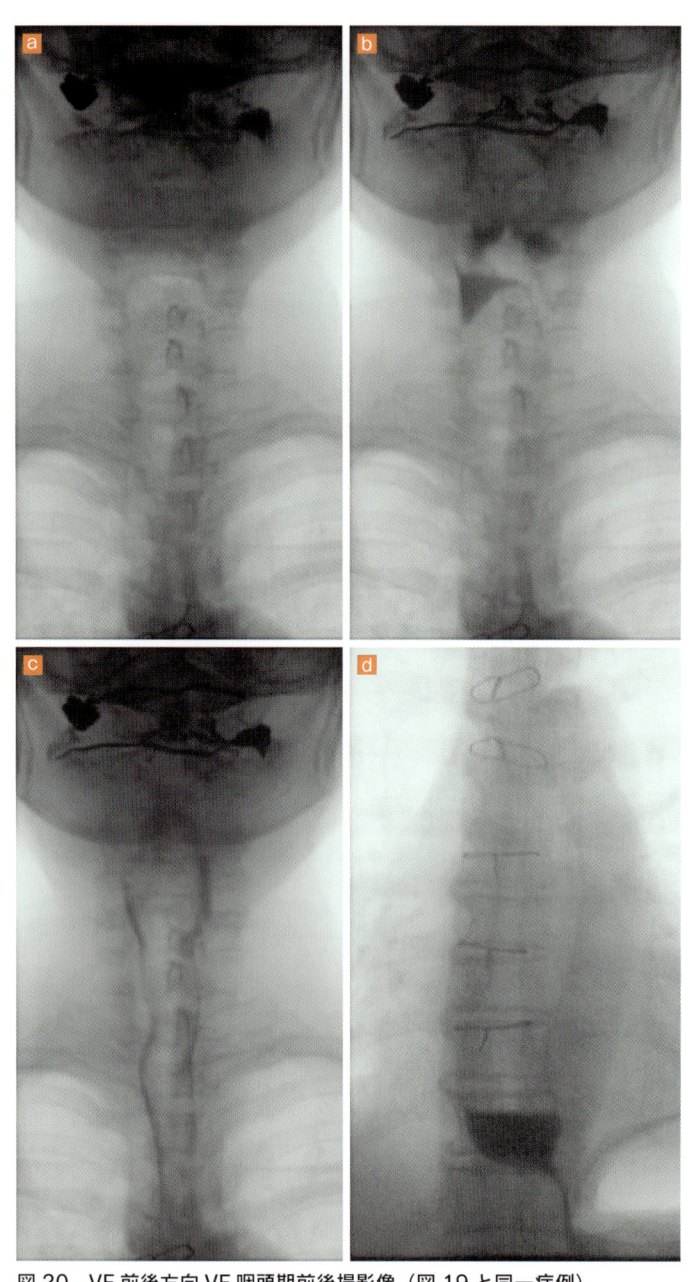

図20 VF前後方向 VF咽頭期前後撮影像（図19と同一症例）
　aからbにかけての送り込みにより，バリウムは，右側の梨状窩へと流れているが，c最終的には正中部を通過している．d前後撮影時には，造影剤が下食道括約筋部を通過し胃まで達しているか観察する．

⑤ 食道期

　VFでは，食道期の観察も重要である．嚥下したときにのどのあたりで食物がひっかかるという主訴のもとにVFをしてみると，下食道括約筋付近部の狭窄などで食物が停滞していたということもよくある．そのため，VFでは，口腔，咽頭の嚥下機能とともに食道の機能的，器質的な問題点がないかも併せて評価する．撮影方向は，側面よりも前後方向撮影が適している．より精査が必要であれば，斜位で撮影するとよい．液体バリウムを嚥下してもらい，咽頭期を観察したまま，食塊の下方への移動にあわせて，VFの管球を下方へとスライドさせていき，食道蠕動により食物が胃へと送り込まれているかその動きを観察する．蠕動が規則正しく起こっているか，逆流はないか，ある場合は，胃食道逆流か，食道内での逆流かなどを評価する．また食道裂孔ヘルニアや下食道括約筋付近の狭窄がないか，他の器質的疾患がないかを観察する．もし，それらの異常を発見した場合，必要があれば消化器内科医へコンサルトする．

2）側面撮影による咀嚼嚥下評価

　VFを使用した咀嚼嚥下の評価では，プロセスモデルに照らしながら，そのメカニズムを観察する．VFでは，咀嚼嚥下に伴う口腔，咽頭の器官の動きを撮影できることが，VEと比較しての一番の優位性である．VFで観察するときには，食物の送り込まれるプロセスとともに，その食物をどのように嚥下できる形態にして，どのように嚥下しているのか，またそのなかでどのような機能が障害されているのかを評価することが重要である．咀嚼嚥下機能の評価でも，VFの側面撮影と正面撮影の両方を行う．両方の撮影方法による観察ポイントを**表2**にまとめた．

① 側面撮影

　側面撮影では，捕食から嚥下までの食物の送り込まれ方と，その食物を咀嚼して咽頭へと送り込んでいく口腔，咽頭器官の運動とその協調関係を評価する．被験食物は，普段摂食している食物形態に準じた検査食を用意する．造影用のバリウム粉末かとろみ調整食品添加バリウムも準備しておく．才藤の嚥下重症度分類での「機会誤嚥」から「口腔問題」程度の軽度の摂食・嚥下障害患者では，固形物の咀嚼嚥下よりも負荷が高い二相性食物の摂食も試験してみる．

表2 側面，正面，ステージごとの観察注意点

嚥下のステージ	側　面	正　面
Stage I transport	臼歯部へ運んでいるか	臼歯部に運んだときにローテーションしているか
Processing	臼歯で咀嚼しているか （前歯だけで噛んでいないか） 咀嚼時間が延長していないか	舌が臼歯に食物を載せているか 頬側に食物が落ちていかないか
Stage II transport	舌のスクイーズバック運動によって咽頭へと送り込んでいるか．重力だけによる送り込みか	舌の中央部に載せてから送り込んでいるか
嚥下惹起	固形物：咽頭腔を塞ぐほど喉頭蓋谷に蓄積していないか 二相性：梨状窩まで達してからの嚥下惹起が延長していないか	
咽頭期	喉頭蓋谷，梨状窩の残留があるか．その場合，交互嚥下，繰り返し嚥下でクリアされるか	UES通過側はどちらか 残留がある場合，左右どちらが残留しやすいか

② 捕食動作〜 stage I transport

　まず，捕食ができるか観察する．被検食品をスプーンで口まで運んだときに，口唇を広げるか，その食物を口腔内に入れたときに，上下の口唇を閉じてしっかりと捕食できるか観察する．この捕食動作は直視するわけだが，摂食にとって重要な動作なのでしっかりと観察する．スプーン上の被検食物を上唇でこそぎ落とすような入れ方をしてはいけない．

　食物が口腔内に入ったのを確認してから透視下での観察に移る．Stage I transport の評価では，舌によって被検食品を臼歯部まで運んでいるかを観察する．舌の機能障害や器質的な問題があると，stage I transport は難しくなり，食物は舌下部のところで留まったままになる．

③ 咀嚼（processing）と stage II transport

　続く processing では，食物を臼歯部で噛んでいるかを観察する．臼歯部が欠損していたり，使用している義歯の不適合があると，臼歯で噛まずに前歯で噛んでいることが多い．また中枢性の問題で，臼歯部で咀嚼せずに，前歯で噛んでいる場合もある．前歯は，剪断するための形態をしており，臼歯は，臼磨するための形態をしているので，前歯で噛んでいる場合，咀嚼効率は悪くなる．また，咀嚼時間が延長し，かつ食物形態が咀嚼不十分なままに大きな塊で嚥下される危険性がある．義歯不適合や臼歯部が欠損しているために臼歯部での咬合がなく，かつ，咀嚼が必要な食物形態を提供する場合には，使用している義歯の修理や新製を考えるとよい．

次に，咀嚼中の舌の動き方に注目する．咀嚼中の舌の動きは，咀嚼に伴う側方へのローテーションとstage II transportのためのsqueeze back運動の二つに大別できる．両者それぞれが行われているかを観察する．舌のローテーションは，VFの前後方向撮影のほうが観察しやすいので後述する．Stage II transportに伴うsqueeze back運動の観察には，側面撮影が適している．Stage II transportは咀嚼の後半に多く出現するが，咀嚼された食物を順次舌背に載せ咽頭へと送り込んでいくので，咀嚼の中頃でも出現する．Stage II transportのためには，まず舌背部に食物を載せなければならないが，Parkinson病や薬剤などによる舌のジスキネジアや舌がんによる舌切除などがあると，この食塊形成が難しくなる．Squeeze back運動は，舌が前方から後方へと徐々に盛り上がって口蓋への接触面積を増やしていく運動である．そのため，廃用などにより舌の挙上が低下しているとsqueeze back運動が弱くなる可能性が高い．Squeeze back運動が不良になると，食物は咀嚼されてもずっと口腔内に留まり，咀嚼時間の延長につながる．液体嚥下では，舌の動きが悪いと，低い粘性のために液体は嚥下前に咽頭へと流入してしまう．しかし，咀嚼嚥下では，食物の粘性が高い場合，舌の動きが悪くstage II transportができないと，食物が咽頭へと送り込めずに，口腔内でずっと咀嚼し続けることになる．つまり液体嚥下では被験食の咽頭への早期流入が起こり，咀嚼嚥下では咽頭への送り込み不良となる，という正反対の結果となる．一方で，咀嚼した食物の粘性が高くない場合や二相性食物を摂取するときには，食物が下咽頭，梨状窩へと早期流入していく．

④ 嚥下反射遅延の評価

咀嚼嚥下においても，嚥下反射遅延の評価は重要である．食物の物性によって，気をつけるべきリスクが変化する．咀嚼により，食物は中咽頭から喉頭蓋谷まで送り込まれ，そこに集積されていく．そのときに過度の集積が起こっていないか確認する．そこで嚥下が惹起されないと，粘性が高い固形物の場合は，食塊は，喉頭蓋谷にどんどん蓄積していく．そのような場合には，誤嚥のリスクは低いが，窒息には気をつけなければいけない．一方で，二相性食物を食べているときには，たとえ嚥下障害がなくても，その液体成分は，咀嚼中に重力によって喉頭蓋谷を越え梨状窩に達することとなる[11]．そこに嚥下反射がすぐ起こらない場合，さらに梨状窩へ達する割合が増え，達してからの時間も延長するので，嚥下前から嚥下中誤嚥のリスクが高まる．

嚥下の咽頭期の運動自体は，基礎編で述べたように，液体嚥下とほぼ同じ運動になるが，嚥下する食物の物性が，液体嚥下と咀嚼嚥下では大きく異なるので，その評価についても注意が必要である．固形物の咀嚼嚥下では，食物の粘性，付着性などが高いので，咽頭収縮や喉頭蓋の反転が弱いと喉頭蓋谷に食物が残留しやすい．残留した食物は，繰り返し嚥下や交互嚥下でクリアできるか確認する．

⑤前後方向撮影

前後方向撮影では，咀嚼から嚥下までの運動の左右差や偏位を観察する．Stage I transport では，舌が捕食した食物を臼歯部の咬合面にもっていっているか，そのとき舌がローテーションしているかを確認する．舌の運動障害がある場合，この運動が阻害される．咀嚼中では，下顎の咀嚼運動とともに舌と頬が協調的に運動しているかに注目する．咀嚼中に舌と頬が咀嚼された食物を咬合面に載せているか観察する．頬筋の収縮が悪いと食物が頬側の口腔前庭に貯留してしまう．Stage II transport では，食物を舌背部に載せてから咽頭へと送り込んでいるか，それとも舌の左右側から咽頭へと送り込んでいるかを確認する．

嚥下中，後の評価は，液体嚥下に準じればよい．左右どちらを通っているか評価し，嚥下後の梨状窩への残留が左右どちらか片側のみにあるのかを確認する．VF 前後方向撮影では，気管と食道が重なってしまうので，誤嚥の判定は難しいときがある．

（松尾浩一郎）

5—3D-CT を用いた最新の嚥下機能評価

1 特徴

CT は硬組織分解能に優れ，詳細な形態診断が可能である．1990 年代に多列の検出器を有するマルチスライス CT が登場し，立体的な画像表示が可能となったことで，機能診断のツールとしても有用に用いられるようになった．嚥下領域でも，この手法を利用して，嚥下動態の解明や嚥下動態を 3 次元構築しようとする試みが行われた．しかし，ヘリカルスキャンにより嚥下動態の撮影には限界があること，撮影体位が仰臥位に限られることなどの制限があり，臨床応用には至っていなかった．

2007 年 10 月にマルチスライス CT の最前線として登場した 320 列面検出器型 CT（Area

Detector CT：ADCT，以下 320 列 ADCT，東芝製）は優れた空間分解能と満足すべき時間分解能を有し，嚥下評価に有効に用いることができるようになった．この CT は 320 列の幅広い検出器を装備し，嚥下に関わる頭蓋底から頸部食道までの 160 mm 範囲を 1 回転 0.275 秒でノンヘリカルスキャンで撮影できる．連続撮影によって同範囲内の連続画像を収集でき，嚥下動態全体を 3 次元で画像化できる．取得された画像は 10 フレーム／秒に再構成される．例えば，12 回転させると，3.3 秒間（0.275 秒×12 回転）の嚥下動態を撮影できる．CT 付属のソフトウェアで，Multiplanar Reconstruction（MPR 像）と 3D-CT の volume rendering 像（3D-CT 像）を作成できる．MPR 画像は，0.5 mm のスライス厚で矢状断，軸位断，前額断を任意の角度で展開でき，対象とする諸器官を制限なく描出でき正確な諸器官の形態動態評価が可能である（図 21-1）．3D-CT 画像は CT 値によって air column surface（腔表面），骨，食塊を描出でき（図 21-2），諸器官の形態や動態理解に分かりやすい画像を提供する．

現在，この 320 列 ADCT を用いた評価は，おもに液体嚥下において用いられており，その有用性が確認されている．CT や解析に用いるソフトウエアは急速に進歩，改善しており，近い将来，咀嚼嚥下の評価にも活用していくことができるであろう．

1）撮影方法

本 CT 専用に嚥下 CT 椅子（Offset-Sliding CT chair；OSC chair）を開発した．この椅子を CT の寝台の反対側に設置し，用いることでリクライニング位 45 度での撮影が可能である．（図 22）．造影剤は嚥下造影検査同様に硫酸バリウム液を用いる．軟部組織，骨，空

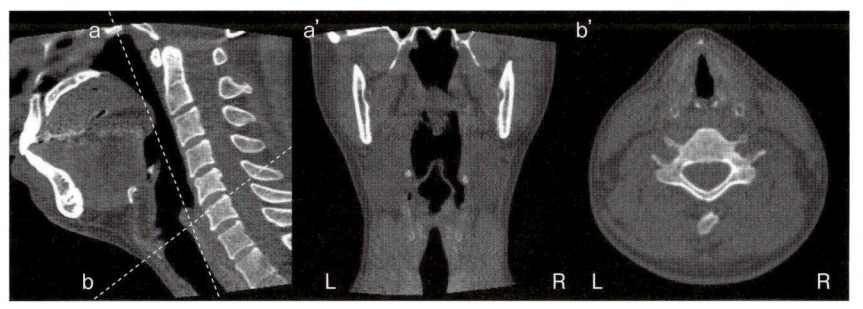

図 21-1　MPR 画像　　　　　　　　　　　　　　　　　　　　（稲本ほか，2011.[13]）
スライス厚 0.5 mm で任意の断面を制限なく描出できる．
a'：a で展開した咽頭腔，b'：b で展開した声帯

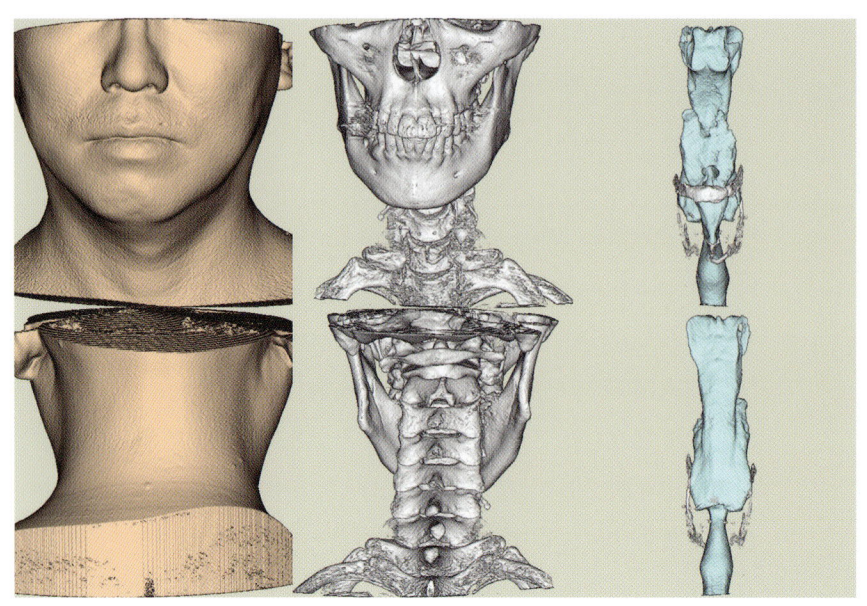

図 21-2　3D-CT 画像　　　　　　　　　　　　　　　　　　　　　　（稲本ほか，2011.[13]）

体内組織の X 線透過性の程度を数値化した CT 値を画像に再構成して，左のように皮膚（左），骨（中央），air column surface（右）（腔表面）を描出できる．

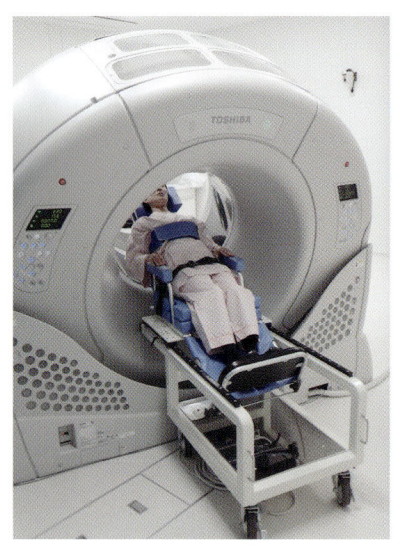

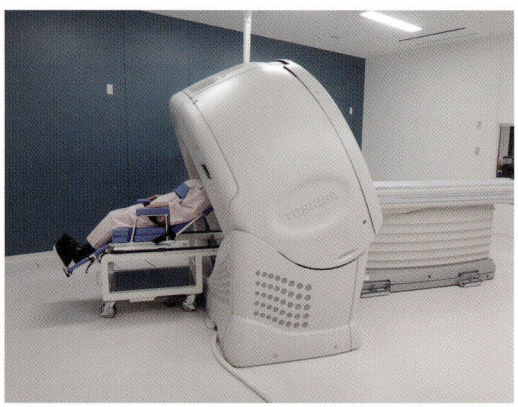

図 22　撮影時の姿勢と嚥下 CT 検査用リクライニング椅子

気と区別して食塊を適切に描出するには，CT値700 HU程度が適切であり，最適な希釈濃度は5% w/vである．放射線被曝量は管電圧120 kV，管電流40 mAの条件にて，3.3秒の連続撮影をした場合，実効線量1.08 mSVである．これは，5分間の嚥下造影（側面像4分30秒＋正面像30秒；1.05 mSV）と同等の線量である[12]．

2）評価法

① 形態評価（管球1回転による撮影）

頭蓋底から頸部食道までの160 mmの3次元画像が得られ，口腔，咽頭，喉頭の形態評価や診断が可能である（**図23，24**）[13]．有効な評価法や診断法の具体例として，生体の咽頭・喉頭のin vivo形態計測がある．形態の正常値は障害の診断に不可欠であるが，これまで生体の咽頭喉頭の実測値を計測した研究はほとんどみられない．本CTを用いると，正確に容易に計測可能であり，得られた結果は，嚥下臨床における重要なメルクマールになる．また，頸部回旋時の梨状窩の形態変化やchin tuck時の咽頭・喉頭の形態計測が可能であり，姿勢

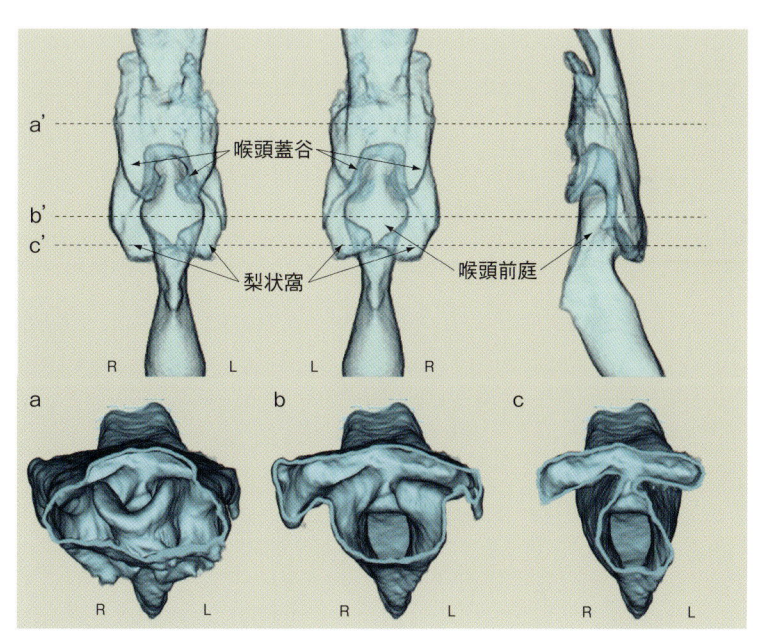

図23 咽頭・喉頭の3D-CT像 (稲本ほか，2011．[13])
Air column surface（腔表面）の前方像（上段左），後方像（上段中央），側方像（上段右）．
a'，b'，c'のレベルで展開した上方像（下段a, b, c）．

調整が形態に及ぼす影響を視覚的に量的に詳細に検討できる（**図 25**）[14, 15]．さらに嚥下動態の一部の評価として，食道入口部の面積計測や咽頭残留の計測が可能である（**図 26**）[14]．

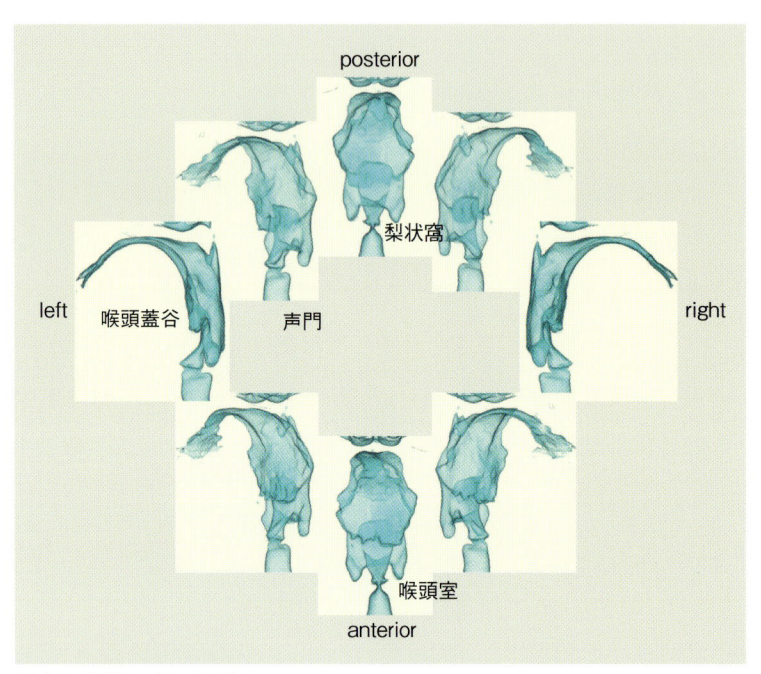

図 24　咽頭の 3D-CT 像
咽頭の air column surface（腔表面）を 365 度回転させ 8 方向からみた像．

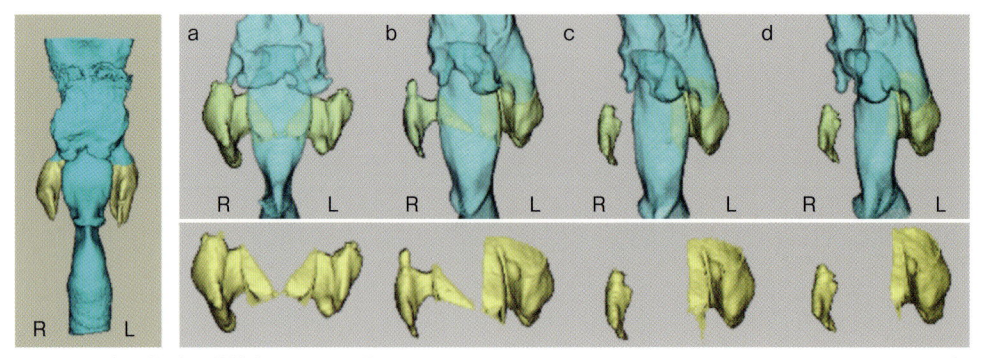

図 25　頸部回旋時の梨状窩の 3D-CT 像　　　　　　　　　　　　　　　（稲本ほか，2011.[14]）
air column surface の 3D-CT 像の前方表示（上段），上方表示（下段）
それぞれ正面（a），頸部回旋 30°（b），45°（c），60°（d），梨状窩を黄色で表示．
回旋側（R）の体積減少，回旋反対側（L）の体積増加を確認できる．

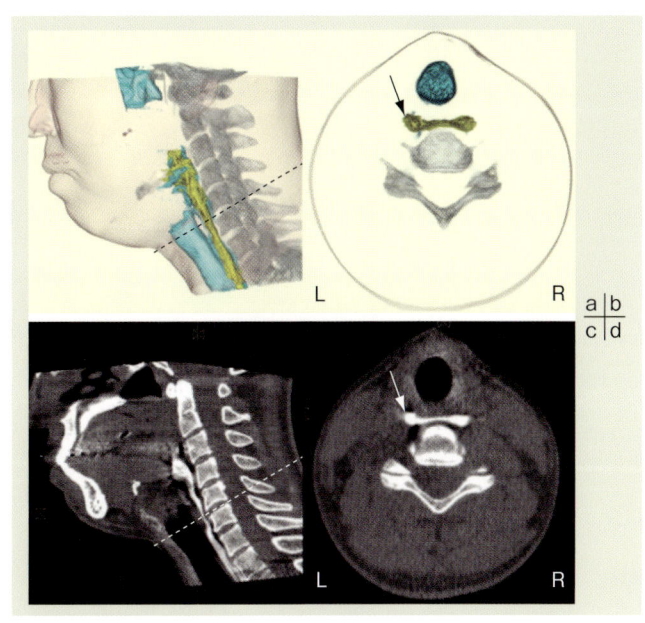

図26 食道入口部開大時の3D-CT像,MPR像（稲本ほか,2011.[14]）
3D-CT像側方像（a）,赤色点線で展開した上方像（b）,MPR像正中矢状断像（c）,赤色点線で展開した軸位断像（d）
食道入口部が確認できる（b, d矢印）.

② 動態評価（管球連続回転による撮影）

　頭蓋底から頸部食道までの160 mmの連続三次元画像,すなわち嚥下動態を3次元的に捉えることができる.嚥下動態の時間的計測,諸器官の運動範囲や体積変化など力学的変化を計測できる.

・嚥下動態の時間的計測

　図27に,4期モデルに従って,健常成人のとろみ水10 mLの嚥下動態画像を示した.MPR画像では,矢状断,軸位断,前額断像を調整することで,食塊と舌動態,声帯や食道の動態,咽頭の収縮などが同時に観察できる.また3D-CT画像では,嚥下動態全体を任意の方向から観察でき,嚥下動態全体を把握しやすい.

　こうした観察により,嚥下時の諸器官の動態の時間的関係を明らかにできる.特に,従来の評価法では観察困難であった声帯の正確な描出により,嚥下中の喉頭閉鎖の3事象（喉頭前庭閉鎖,声帯閉鎖,喉頭蓋反転）を同時に計測でき,3事象の時間的関係およびその他の諸器官との時間的関係が明らかにできる点が最大の特徴である.さまざまな変数（物性,量,

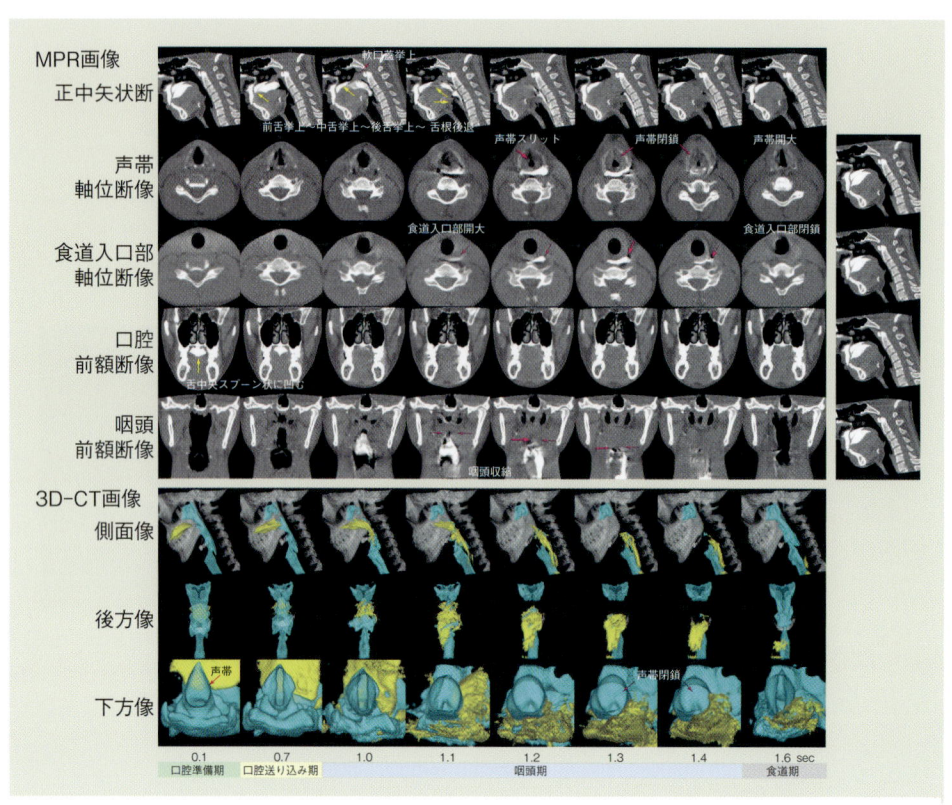

図27 4期モデルによる嚥下動態 MPR 像，3D-CT 像
とろみ水 10 mL 嚥下時の CT 画像である．正中矢状断，右に示す正中矢状断上の直線でそれぞれ展開した声帯面，食道入口部，口腔，咽頭の MPR 像，さらに側面，後方，下方からみた 3D-CT 像である．3D-CT 像の下方像では声帯の動態をとらえることができる．

年齢）による動態の変化についても観察可能であり，これまでに物性による諸器官の動態の違いについては興味深い結果が得られている（図 28, 29）[15, 16]．液体ととろみ水では，生体が閉鎖するタイミングが異なり，液体では食塊が早期に咽頭に輸送されるのに対応して早期に声帯が閉鎖する．こうした観察計測は，嚥下時の気道防御理解や嚥下訓練に有効な手がかりとなる．

・嚥下諸器官の力学的変化

　従来の手法では定量化が困難であった嚥下中の咽頭腔体積変化，舌骨・喉頭の空間運動距離などの計測が可能であり，これにより誤嚥や咽頭残留の病態を定量的に評価できるようになった．

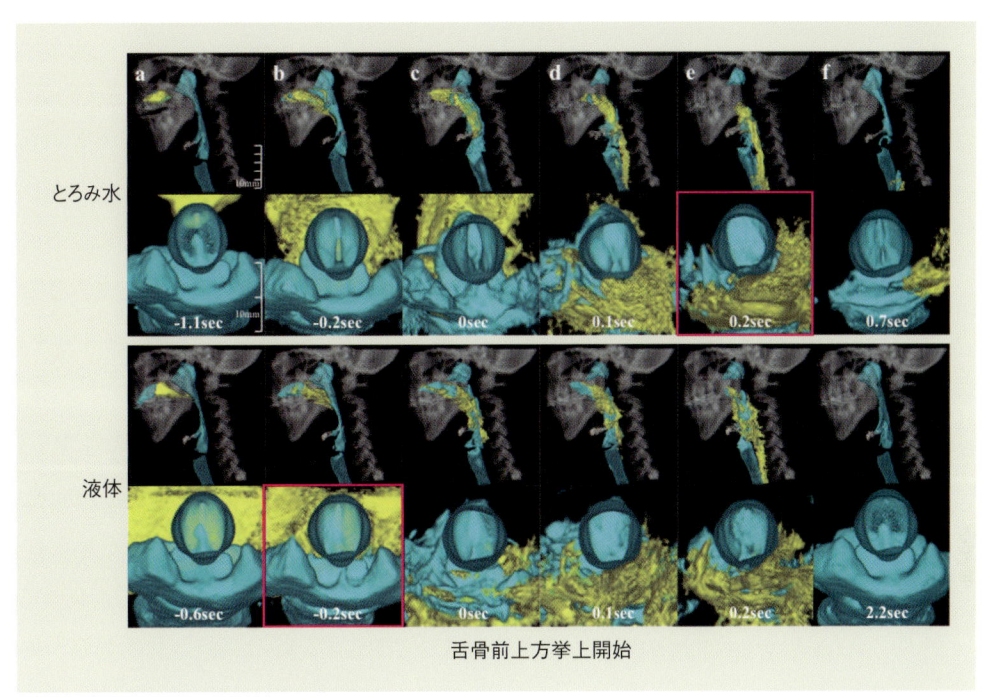

図28 とろみ水 vs 液体　声帯の動態　　　　　　　　　　　　　　　　　　　　（Inamoto, et al., 2012.[17]）

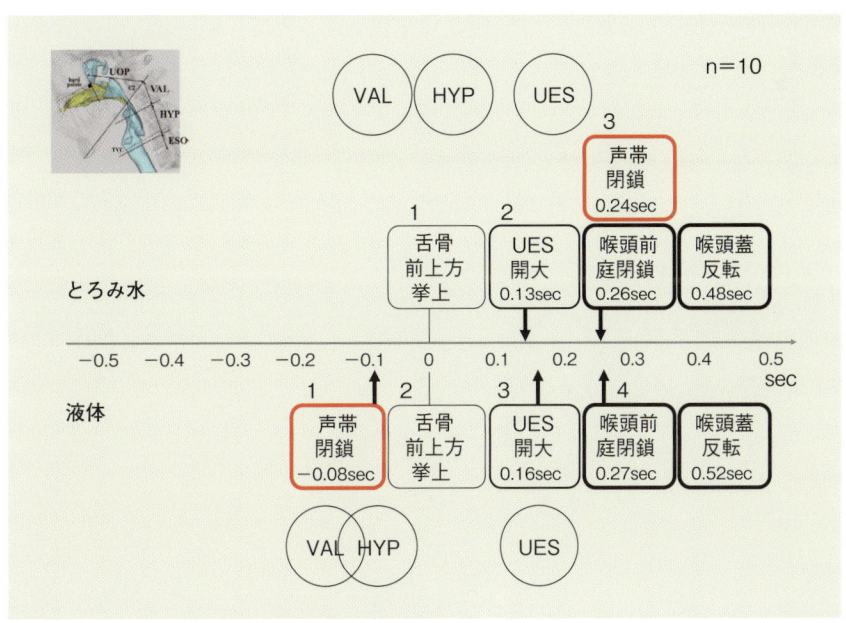

図29 とろみ水 vs 液体　諸器官の時間的関係　　　　　　　　　　　　　　　（Inamoto, et al., 2012.[17]）

Part2: 臨床編
Chapter 2
評価（咀嚼を考慮した評価）

2 今後の展開

これまで，物性や食塊の量などさまざまな変数下で嚥下動態は変化するという多数の研究報告がある[18〜22]．これらの知見に，320列ADCTによる声帯閉鎖を含めた喉頭閉鎖，および嚥下運動全体の時間的関係性が加わることで，これまで十分に明らかになっていなかった気道防御メカニズムの解明につながる．正常嚥下機能の理解が進むことで，これを土台とした病態の正確な定量的評価が可能となる．それは適切な訓練量の選択や訓練効果の判定など，より効果的な摂食・嚥下リハビリテーションを促進するであろう．

320列ADCTは線量の低減，また管球回転速度の改善など装置自身の進歩を遂げており，今後，より実用的に嚥下評価に用いていくことが期待される．特に，管球回転速度が0.35秒から0.275秒に改善されたことで，より速い動きを詳細に捉えることができるようになった．これまでは，液体嚥下が評価の中心であったが，咀嚼嚥下の評価も可能となっている．咀嚼中，stageⅡ transportの間は，喉頭閉鎖されておらず，呼吸経路と食物経路が同時に開かれた状態であるにもかかわらず，正常の嚥下機能を有するヒトは誤嚥することなく処理できている．どのように誤嚥を回避して嚥下しているのかは明らかになっていない．咀嚼嚥下中の声帯閉鎖の動態や咽頭腔の形態の変化を捉えることで，咀嚼嚥下中の気道防御について明らかにできる可能性がある．

（稲本陽子）

Column 7 米国の摂食・嚥下リハビリテーションシステム

　米国における摂食・嚥下リハビリテーションは，1970年代後半から注目され始め，80年代になって臨床的にも学術的にも発展した．日本での摂食・嚥下リハビリテーションはこれを追いかけるかたちで90年代前半から発展しており，日本と米国の摂食・嚥下リハの類似点は多いが，日本独自に発達した部分もある．

　米国の摂食・嚥下リハビリテーションの主役は，言語聴覚士（Speech Language Pathologist, SLP）である．SLPの診療範囲（scope of practice）は広く，SLPが内視鏡を用いて摂食・嚥下機能評価を行える地域も多い．一方で，米国では歯科医師や看護師が摂食・嚥下リハビリテーションに積極的に関わることはほとんどない．日本では，歯科医師が嚥下内視鏡検査を行う場面も増えてきているが，米国で嚥下内視鏡をやっている歯科医師などまずいないと思う．米国の嚥下関連の学会や病院でも，摂食・嚥下の臨床に関わっている歯科医師にはほとんど出会ったことがなかった．ちなみにProcess Modelの生みの親の1人，Dr. Hiiemaeは歯科医師であるが，基礎研究だけで，臨床はまったくやっていなかった．

　嚥下リハの評価において，重要視されているのが，standardization（標準化）である．標準化された評価項目や重症度分類を用いることで，評価者によらずに再現性のある評価を行える．ベッドサイド評価で用いられるMASA（Mann Assessment of Swallowing Ability）[1]や精密検査で使用されるPenetration-Aspiration Scale[2]やFunctional Oral Ingestion Scale（FOIS）[3]は，数値化された指標で，その妥当性と再現性についても報告され，広く使われている．一方，摂食・嚥下訓練では，訓練のエビデンスが重要視されるようになった[4]．日本でもそうなのだが，摂食・嚥下リハビリテーションに関するエビデンスというのはまだまだ弱い．その中でも，エビデンスがでている訓練は，Shakerが考案した頭部挙上訓練[5]やRobbinsの舌筋力増強訓練[6]などがある．

（松尾浩一郎）

文献

1) Mann G: MASA:The Mann Assessment of Swallowing Ability 1st ed. NY: Singular, p. 96, 2002.
2) Rosenbek JC, Robbins JA, Roecker EB, et al.: A penetration-aspiration scale. Dysphagia 11: 93-8, 1996.
3) Crary MA, Mann GD, Groher ME: Initial psychometric assessment of a functional oral intake scale for dysphagia in stroke patients. Arch Phys Med Rehabil 86: 1516-20, 2005.
4) Logemann JA: The role of exercise programs for dysphagia patients. Dysphagia 20: 139-40, 2005.
5) Shaker R, Easterling C, Kern M, et al.: Rehabilitation of swallowing by exercise in tube-fed patients with pharyngeal dysphagia secondary to abnormal UES opening. Gastroenterology 122: 1314-21, 2002.
6) Robbins J, Kays SA, Gangnon RE, et al.: The effects of lingual exercise in stroke patients with dysphagia. Arch Phys Med Rehabil 88: 150-8, 2007.

Part2: 臨床編

Chapter 3
対応（咀嚼を考慮した対応）

1―概要

　摂食・嚥下リハビリテーションでは，「食べる行為」すべてを治療の対象として考える．食べる行為は「飲むこと」と「食べること」に大別できる．従来，飲むことは嚥下という概念で耳鼻咽喉科領域において扱われてきた．一方で食べることは咀嚼に注目しておもに歯科領域で扱われてきた．しかし，プロセスモデルの提唱により，その両者を統合して考える必要性が強くいわれるようになったのである．われわれの食卓には，固形物や液体など種々の形態が並ぶ．食べる際には，食品を口に入れ咀嚼し，粉砕された食品を口のなかでとりまとめて送り込み，嚥下する．この過程は分断されたものではなく，咀嚼と送り込みは同時期に併行して起こっており，嚥下前に咀嚼が終了するわけではなく，口のなかの食品がなくなるまで繰り返し続く一連の運動である．食塊の送り込みのタイミングや深達度は，食品の硬さや凝集性，付着性によって異なるため，摂食・嚥下障害患者のリハビリテーションを考えるうえで，咀嚼や嚥下など機能的な改善を目的としたリハビリテーションに加えて，機能障害に対応した食物物性の調整による摂食の安全性の担保や，姿勢調整によって咽頭での食物の流れを調整して誤嚥を防止する手段が重要な位置を占め，これらを代償法と呼ぶ．

　嚥下障害患者の食事は，これまで嚥下障害食や嚥下困難食などさまざまな名称で呼ばれてきたが，日本摂食・嚥下リハビリテーション学会では，2010年の学会総会において，その名称を「嚥下調整食」と統一することを決定し，略語として「嚥下食」の使用も許可した．ま

摂食・嚥下リハビリテーションでは，「飲むこと」，「食べること」のすべて，つまり「食べる行為」全般を対象として扱う．そして，プロセスモデルの確立により，対応に際しては「飲むこと」と「食べること」の両者を統合して考えることが必要になったのである．

た増粘剤という表記が増粘効果を持つ食品添加物の総称であることから，市販製品の名称としては，食物や飲み物に加えて混ぜるだけで適度なとろみを簡単につけられる粉末状の製品には「とろみ調整食品」，ゼリー状に固めることができるタイプのものには「ゼリー化補助食品」が用いられている．

　加齢や障害により食べる機能が低下している場合に，食事には安全であることが第一に求められる．その際に重要になるのが，咀嚼しやすい，口のなかでまとまりやすい，飲み込みやすいことである．

2 ― 代償法

1 食形態による代償法

1) 嚥下しやすい食形態

　嚥下調整食に求められるのは，誤嚥・窒息の危険が少なく安全であること，栄養に富み，低栄養や脱水を防止できること，いつも同じ硬さやまとまりを持つ品質管理，おいしさなどである．物性の必要条件として，適切な凝集性がある（食塊としてまとまりがよい），付着性が低い（粘膜にはりつかない），変形性が高い（咽頭・食道通過時に形を変える）があげられている[1,2]．

　誤嚥の観点から考えると，嚥下前に食物が咽頭に流れ込んだとしても，喉頭蓋谷領域で食

塊としてまとめることができ，ひとたび嚥下が起これば変形性が高く，一塊として咽頭を通過し，咽頭残留を生じない物性が安全と考えられる．摂食・嚥下障害の重症度により対応する食物形態はさまざまである．重症であればゼリー化補助食品やとろみ調整食品を用いて調整したゼリー食やペースト食が用いられており，この段階では均一な物性であることが求められる．機能回復が進めば段階に応じて形のあるものに移行させていく．この場合も「凝集性」，「付着性」，「変形性」に留意することが大切である．また硬さにも着目し，形はあるが軟らかくまとまりやすいものが嚥下しやすい形態といえるだろう．

2）咀嚼しやすい食形態

摂食・嚥下運動の過程のなかで，咀嚼は舌の運動と強い連携をもち，食物を粉砕する，唾液と混ぜあわせ飲み込みやすい硬さに調整する，咽頭へ送り込むために口腔内で取りまとめる，という作業を担っている．実際に加工肉の摂食過程の物性変化を調べた実験で，硬さによって咀嚼回数は異なるが，飲み込む直前の食塊の硬さはほぼ等しく，ヒトは咀嚼により固形物の物性を飲み込みやすい状態に調整していることが報告されている（図1）[1]．高齢者や嚥下障害患者では，押しつぶしの力の低下により，硬いものや線維の多い食物では十分に咀嚼して飲み込みやすい食塊に調整することが難しくなる．したがって，最初から軟らかく，咀嚼回数が少なくても飲み込みやすい硬さに変化するもの，咀嚼中に口腔内でまとめやすく，咽頭に送り込みやすいものが，咀嚼しやすい形態といえる．

3）咀嚼する嚥下調整食に向けて

食物を咀嚼して嚥下するということは，味わうということ以外にも全身的にさまざまな影響がある．均一で丸飲みできるペースト食などの形態に食物を調整するためには水分や糖質を添加する必要があり，摂取量に対するエネルギーやタンパク量が相対的に低下する．したがって，一度に多くの食事を摂れない嚥下障害患者ではさらに低栄養のリスクが高まる．また，口腔器官の廃用を防ぐという観点からも咀嚼を行うことは重要である．

これまでさまざまな嚥下調整食開発の取り組みが行われてきている．均一でまとまりよく，咽頭でばらつかず，滑りがよく変形性に富むものとして，食材をミキサーにかけとろみ調整食品を用いて再形成する手段がおもに用いられてきたが，近年では凍結含浸法や酵素均質浸

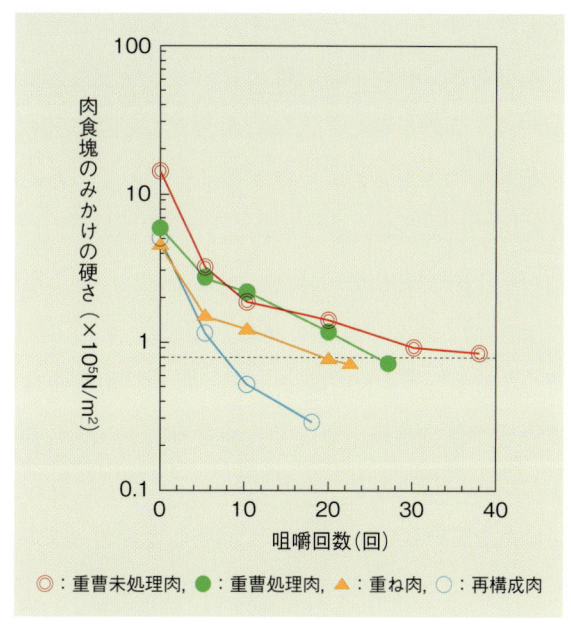

図1 咀嚼回数とみかけの硬さの関係 (矢森, 1992.[1])
硬さによって咀嚼回数は異なるが，飲み込む直前の食塊の硬さはほぼ等しく，ヒトは咀嚼により固形物の物性を飲み込みやすい状態に調整している．

透法が開発された．酵素均質浸透法では酵素を用いて食材の線維を分解することにより，食材本来の形，色，味を保ちながら硬さを軽減させることを実現した．この手法により，みた目にも楽しく，少ない量でも従来の嚥下調整食と比べてエネルギーやタンパク量を摂取できるようになっている．今後さらに嚥下障害患者にとって必要な食物のテクスチャーの研究が進み，咀嚼して安全に食べられる食品の開発が期待される．

(柴田斉子)

4) 二相性食物へのとろみ付与

二相性食物を食したときの咽頭への送り込み様式は，液体を丸飲みするときや固形物を咀嚼したときとはまったく異なり，液体成分が咀嚼中に喉頭蓋谷や下咽頭まで高頻度で達する．高齢者や摂食・嚥下障害患者ではその頻度がさらに増すといわれている．筆者らが実験で用いた，コンビーフと液体バリウムの混合物という被験食（p.134参照）は，人工的につくった二相性の食物だが，普段我々が食べている食事のなかでも，これに準じた食物形態というの

は実は非常に多い．スープ，みそ汁やお茶漬けはもとより，煮物などでも汁がさらさらしていることがある．摂食・嚥下特別食でも，施設などで多く出されているようないわゆる「刻み食」では，食物を刻むことで，水分がでて，二相性食物の様相を呈していることが多い．摂食・嚥下障害があるので，嚥下特別食にしているにもかかわらず，嚥下が難しい二相性の性状になってしまっているのである．

摂食・嚥下障害のために水分にトロミをつけることは，食物形態の代償法として昔から行われてきた[2,3]．水分の粘性を高めることで，口腔期の時間が長くなり，咽頭期の開始が相対的に遅くなるというわけである[4~6]．嚥下開始時の食塊の位置もより高い位置になり，嚥下間の誤嚥を予防できる．そこで，筆者らは，二相性食物にも同じようにトロミを付与すると咀嚼中の食物の送り込みや嚥下反射前の食塊の位置が変わると考え，二相性食物（ご飯＋水）のトロミの濃度を0％から4％まで調整して検討してみた[7]（図2）．この検討では，若年健常者のみが対象であったが，その結果，図2に示すように，二相性食物では，嚥下前に下咽頭や梨状窩底まで達する割合が半数程度あったのに対して，トロミ濃度が増すと，嚥下前に下咽頭へ侵入する食物の割合は減少し，トロミが4％になるとご飯だけを咀嚼したときとほぼ同じ割合となった．

水分にトロミをつけるとき，あまりトロミをつけすぎないようにと最近よくいわれる．水分の粘性を高くしすぎると，粘性や付着性が高くなりすぎて，咽頭への送り込みが困難になり，

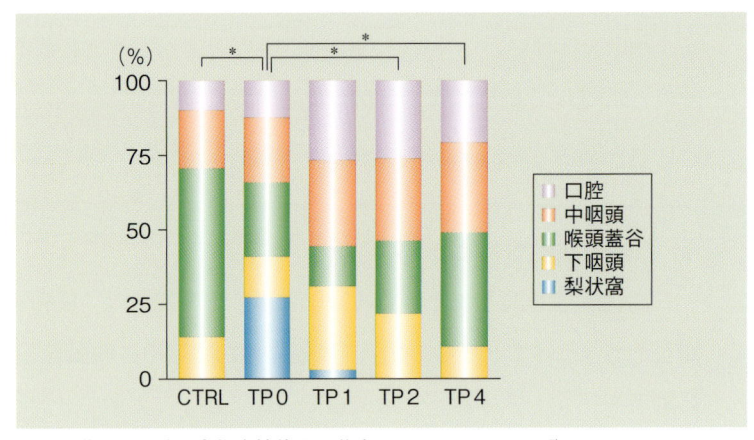

図2 嚥下開始時の食物先端位置の分布 (Matsuo, et al., 2013[7])
二相性食物では，嚥下前に下咽頭まで高率に達するが，トロミ濃度が高まるにつれて食物先端位置は高くなる．

咽頭残留が増す可能性があるためである．そのため，トロミ付与も2%前後で十分であると考えられている．二相性食物にトロミを付与する場合は，そのトロミ濃度も増さなければならないかもしれない．というのも，水分を一口ずつ飲む場合，1回水を口に保持して，それから嚥下する．口に保持している時間は短く，口腔内の唾液などと混ざり合う時間もあまりないことから，その液体が咽頭に達したときの粘性は，口腔内に含んだときとほとんど相違がないと考えてよい．しかし，二相性食物を食するときには，その食物を咀嚼する．咀嚼中に食物は口腔内で散らばり，唾液と混ざり合うことで，粘性は低下する．研究結果でも1%のトロミ濃度では，嚥下前に下咽頭へ侵入する割合が比較的高い．そのために，食物へのトロミを付与する場合には，水分よりも多いトロミを付与したほうがよいかもしれない．しかし，食物へのトロミ付与についてはこれからもまだ科学的検証が必要である．

(松尾浩一郎)

2 姿勢による代償法

1) 頭頸部屈曲

1983年にLogemannにより誤嚥を軽減させる肢位として紹介され，現在でも最もよく用いられる手技である．その名称はchin down, chin tuck, 頸引き位など，さまざまな名称で呼ばれているが，名称の違いによる厳密な定義はされておらず，臨床的には複数の肢位がchin downと認識され，混乱を生じている．

頭頸部の屈曲は，おもに軸椎-環椎関節の上位頸椎と，第3～7頸椎までの下位頸椎の2か所で生じる（図3）[10, 11]．したがって，機能解剖学的には頭頸部屈曲の肢位は，頭部屈曲位，頸部屈曲位，両者の複合である複合屈曲位の3タイプとして表現される（図4）[10, 15]．日本では頭部屈曲位が最も多く使用されているが，米国では複合屈曲位の使用が多数を占めるというアンケート結果も報告されている[13, 14]（図5）．

その効果については，頭部屈曲位は舌根が咽頭後壁に近づき咽頭腔をせばめるため，咽頭残留を減らし，嚥下後誤嚥を防止する．頸部屈曲位は前頸部の緊張をゆるめ，喉頭蓋谷を広げるため，嚥下前誤嚥を防ぐ効果が高い．複合屈曲位ではかえって飲みにくいことがあり，頸部を屈曲したまま顎をやや突出させる頸部前屈突出位がとられることもあり，リクライニング位での摂食でよく用いられる[15]（図6）．

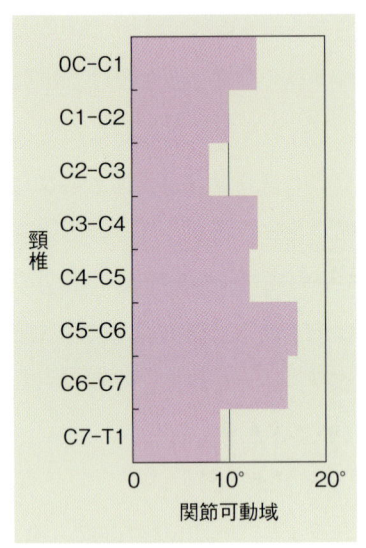

図3 頸椎の関節可動域（岡田, 2010.[10]）
頭頸部の屈曲は，おもに軸椎 - 環椎関節の上位頸椎と，第3～7頸椎までの下位頸椎の2か所で生じる

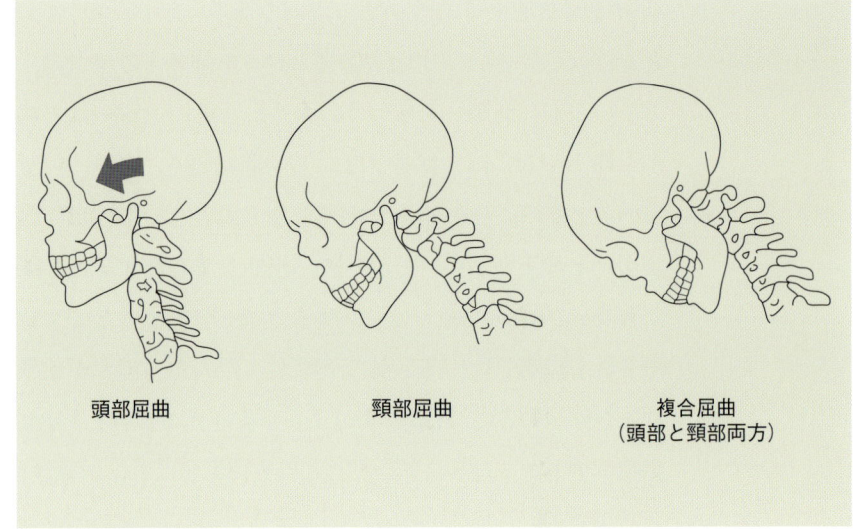

図4 頭頸部屈曲の肢位（日本摂食・嚥下リハビリテーション学会医療検討委員会, 2010.[15]）

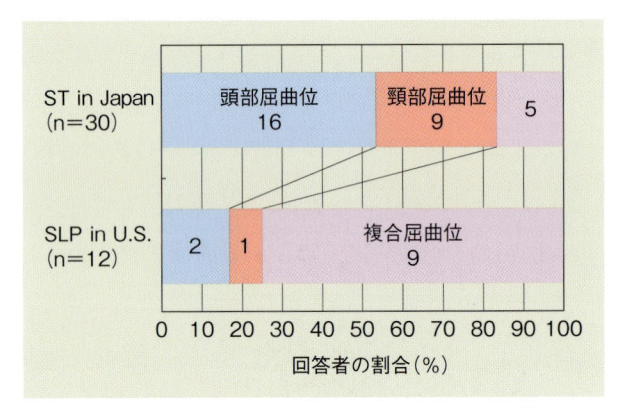

図5 頭頸部屈曲肢位のアンケート結果（岡田ほか, 2005.[13]）

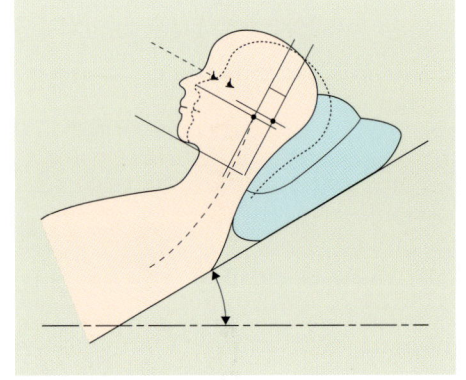

図6 頸部前屈突出位
（日本摂食・嚥下リハビリテーション学会医療検討委員会, 2010.[15]）

2）頸部回旋

　頸部を回旋させることで，回旋した側の咽頭腔が狭くなり，反対側の広くなった咽頭を食塊が通過しやすくなる．食物を機能のよい側に誘導することで咽頭残留と誤嚥を防止する．脳卒中の場合，ほとんどが四肢の麻痺側と同側の咽頭の麻痺を生じることが多いが，反対側

の咽頭麻痺を生じている場合もあるので，嚥下造影あるいは嚥下内視鏡検査で食塊の通過側を確認して頸部回旋側を決定することが望ましい．

3）重力への対応
① リクライニング
　体幹を後ろへ倒すリクライニングは，重力により口腔からの送り込みを改善するため，口腔期の障害のある患者に適応がある．しかし，食べる食品の物性によっては咽頭へ流れ込む速度が速くなり，逆に誤嚥の危険を高めることもあるので，症例によってリクライニングの角度と摂取する食品の種類および一口量を検討する必要がある．また，リクライニングすることによって，頸部や体全体の筋の緊張が高まり，嚥下運動の障害となることもあるため，臨床的観察および嚥下造影検査で，各症例における適正な体幹角度を検討するべきである．

② 体幹側傾
　重力を利用して食塊を目的とする側の梨状窩に誘導する方法である．特にリクライニングに頸部回旋を組みあわせる場合には，本来は非回旋側に食塊を誘導したいのに，リクライニングによる重力の影響で食塊が回旋側に誘導され，誤嚥を増強してしまうことがある[16]．これを避けるために，非回旋側が下になるように体幹の側傾を加えることも検討すべきである．

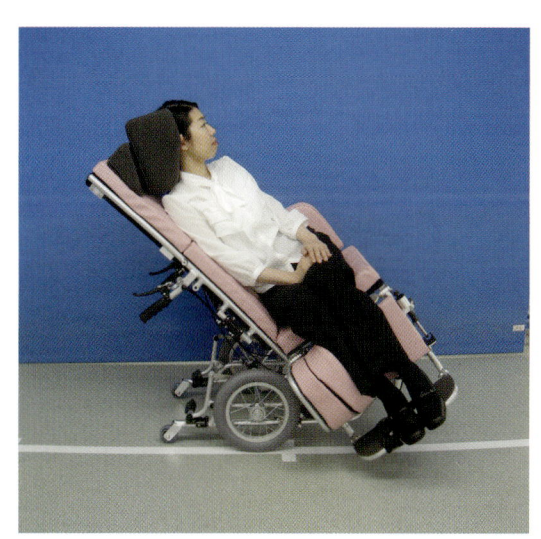

図7　Swallow chair

ベッド上で体幹側傾と頸部回旋の肢位をとる場合には，体幹を安定させるための複数のクッションを必要とする，その調整に時間がかかる，無理な姿勢となり腰や肩の痛み，疲労を増強するなどの問題がある．この問題を改善するために体幹側傾での直接訓練用のリクライニングチェアー，swallow chair（東名ブレース，愛知）も発売されている（**図7**）．

（柴田斉子）

Column 8　二相性食物と食文化

「食」文化というのは，他の国，別の文化圏に移住したとしても，その人に最後まで残る文化だそうである．筆者も米国にいたときには，日本食が恋しくて仕方なかった．

二相性食物の咀嚼嚥下に関連する発表を海外で行うと，米国よりもアジアでの受けがよい．これは筆者の主観なのだが，アジア人のほうが二相性食物のイメージが湧きやすいからではないかと考えている．アジアでは二相性食物に準じた食物が数多く存在する．韓国のクッパや中国の中華粥などはまさに二相性食物であるし，東南アジアでもご飯や麺，具がスープのなかに入っている食物が数多く存在する．一方，米国にはあまり二相性の食物がないような気がする．ステーキやピザのように，米国の調理法はグリルやオーブンでの調理法が多いため，液体のなかに固体が入っているような食物は少ない．また，高野豆腐のように噛むと汁が出るような食物もない．ハンバーガーを食べながらビールを飲んだり，ドーナッツをかじりながらコーラを飲むことはあるものの，基本的には，固形物と液体を別々に摂取することが多いのではないだろうか．そのために二相性食物のイメージがつきにくいのだと思われる．Palmerも米国で二相性食物の説明をするときには，何かを食べながら何かを飲むというような説明をしていたと記憶している．

ところで，食品に絡めて米国の嚥下調整食について少し触れておくと，向こうの嚥下食は，かなり「大雑把」であるような感を受ける．Palmerが頸椎の手術を受けたときお見舞いにいったのだが，そのときにちょうど夕食が運ばれていた．頸椎の手術後2日目なので，嚥下障害もあると思われるが，夕食としてフライドチキンがでていたのがとても印象的だった．胸肉だから軟らかいらしい……．日本摂食・嚥下リハビリテーション学会などの展示ブースでは，非常に多くの工夫を凝らした嚥下調整食が出展されているが，米国の嚥下学会（Dysphagia Research Society）では，嚥下食，介護職関連の出展は見当たらない．これもまた，その国ごとの食文化を反映しているのだろう．

（松尾浩一郎）

3―装具

　脳卒中などにより舌に運動障害をきたした場合や，顎顔面領域の腫瘍により上顎や下顎に喪失が生じた場合，あるいは舌自体が全摘あるいは亜全摘された場合には，舌が口蓋に接触することが困難となり，食塊の形成・咽頭への送り込み機能が不全となる．嚥下機能補助装置はこのような形態的・機能的異常に対して用いられる機能補助装置であり，舌接触補助床（palatal augmentation prosthesis；PAP）[17]，軟口蓋挙上装置（palatal lift prosthesis；PLP）[18]，顎補綴，Swalloaid（嚥下補助装置）[19]，口唇閉鎖床などが製作される．また，歯の喪失は加齢とともに増加するために，義歯を装着しなければならない高齢者は多い．

　プロセスモデルでは咀嚼が不可欠であることから，舌運動機能低下に対する PAP や，歯の喪失に対する義歯との関連は大きく，その効果に対する期待は大きいと考えられる．

1 PAP―舌運動障害への対応

　PAP に関する報告は，1969 年に Cantor らが，頭頸部腫瘍術後の舌の実質欠損に対してプレートを製作した報告[17]が最初であり，それ以降はおもに舌癌術後患者に対して，舌機能を補うために用いられてきた[20]．近年では，舌癌術後患者のみならず ALS 患者[21]や脳血管障害患者[22]など，口腔送り込み期嚥下障害だけでなく咽頭期嚥下障害に対する効果も症例報告が散見されている．

　舌と口蓋は咀嚼や嚥下，構音時にさまざまな形態で接触する．器質性または運動障害性の舌機能低下によって，相対的に固有口腔の体積が拡大され，舌にとって口蓋が高くなると，咀嚼や嚥下時の適切な舌と口蓋との接触は失われる．PLP の作用機序は，この相対的に拡大した固有口腔の口蓋を人工的に下げ，固有口腔の体積を縮小することによって，舌と口蓋の接触を回復することである．

　PAP の効果については，口腔内の死腔を閉鎖し食物への咽頭への送り込みが補強されることにより口腔通過時間と咽頭通過時間が短縮する[20,23]，舌の口蓋へのアンカー機能が強化されることにより舌根 – 咽頭後壁接触時間が短縮する[20]，喉頭の最大挙上位到達時間が短縮する[24]，努力性嚥下の緩和による上部食道括約筋（upper esophageal sphincter；UES）の嚥下時圧が減少する[20,21]，構音点が回復することによる構音機能の改善がみられる[25]など

が報告されている．これらは基本的に水などの命令嚥下による計測であるが，プロセスモデルにおいても同様の効果があるものと期待される（**表1**）．

PAPは，歯科における補綴物の一つとして製作される．その製作法は，①まず舌と口蓋の接触状態が不良であることを確認する．②上下顎の印象と咬合を採得する（**図8**）．③口蓋床に鉤を付与する（**図9**）．④「慣れ」を目的に口蓋に厚みがない口蓋床を装着する（**図10，11**）．進行性の疾患の場合には舌運動機能低下を予測して口蓋部に厚みのない床のみを製作

表1 嚥下に対するPAPの効果

口腔通過時間の短縮
咽頭通過時間の短縮
舌根-咽頭後壁接触時間の短縮
喉頭最大挙上位到達時間の短縮
UES嚥下時圧の減少
構音機能の改善

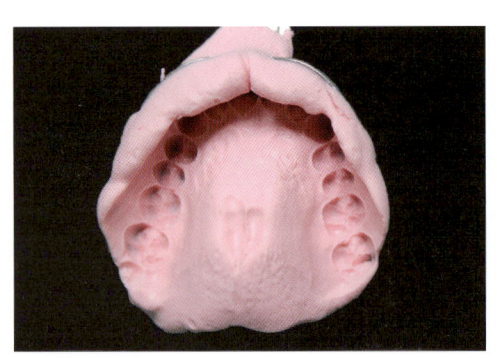

図8 印象採得

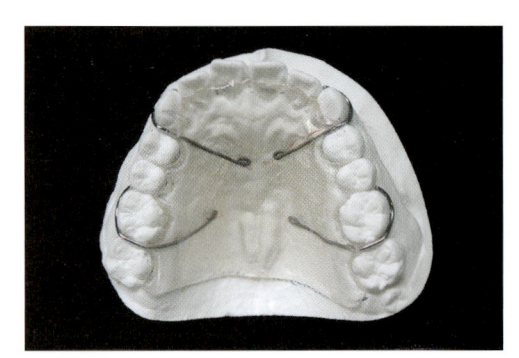

図9 鉤の付与と口蓋床の製作

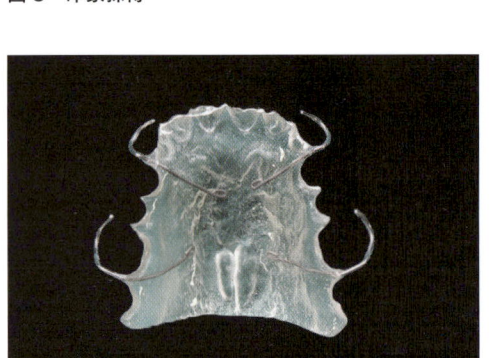

図10 完成した口蓋床

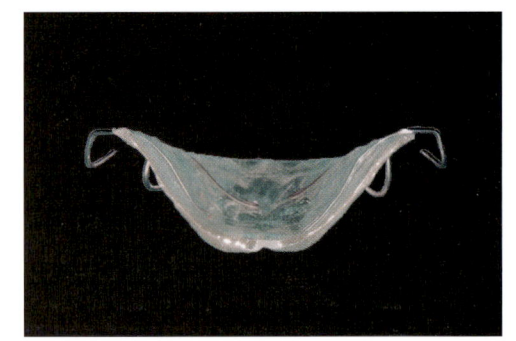

図10 つづき

する場合もある．⑤1週間程度装着した後，口蓋部に粘膜調整材を添加し，口蓋音（「タ」「ナ」「カ」など）の発音や，唾液の嚥下運動，口蓋前方から後方へ舌の押しつけなどを指示し，舌の機能印象を口蓋面に印記する（図12）．既存義歯を所有している場合には，義歯床の口蓋部に粘膜調整材を添加し，同様の手順を行う．⑥経過観察を行い，必要に応じて粘膜調整材の削合や追加を行う．⑦経過良好な場合には，粘膜調整材を義歯床用レジンに置換する（図13, 14）．⑧舌運動機能の変化に応じて，厚みの調整を行う．厚みが過大な場合には，かえって舌運動機能を障害することがあるので注意が必要である．なお，2010年4月の診療報酬改定により，歯科保険医療機関において摂食機能療法を行っている患者に対して，当該補助床が必要と判断され製作した場合に「舌接触補助床」として算定すると，初めて明記された．

　義歯型補助具に関する臨床的推計[26]）によれば，PAPだけでなくPLPを含む義歯型補助具が適応とされる患者は年間16,368例であり，それに対して約11,922例に製作されていないと

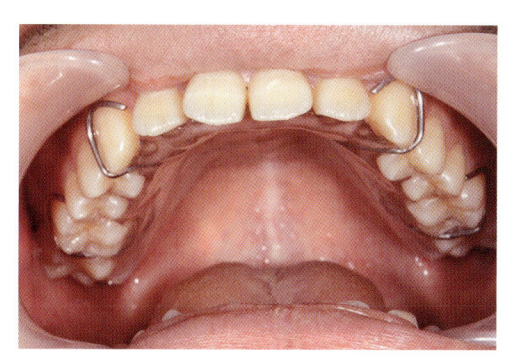

図11　口蓋床の口腔内への装着

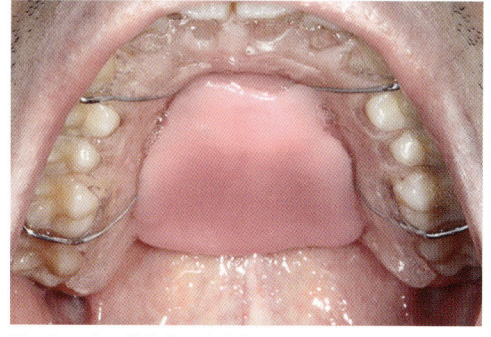

図12　舌の機能的印象採得

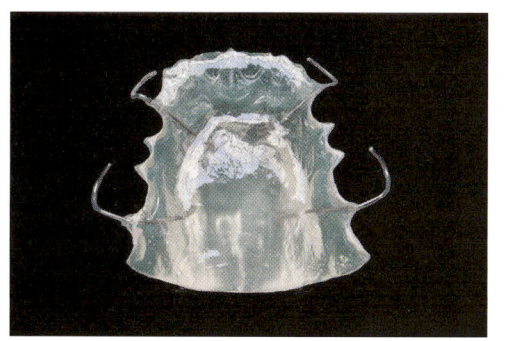

図13　機能的印象部の義歯床用レジンへの置換

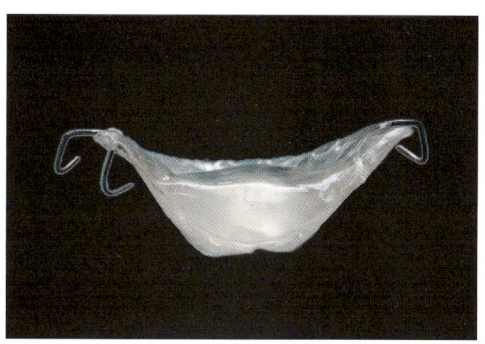

図13　つづき

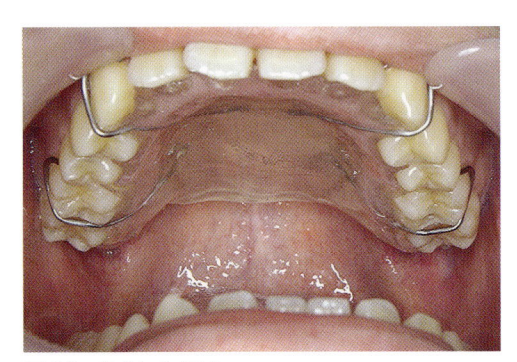

図14 完成したPAP

している．また，一般病院歯科では53.8%，歯科診療所では82.1%が製作していないと推察されている．脳卒中や認知症をはじめとする要介護高齢者のなかにも，義歯型補助具適応者は潜在的に存在していることから，今後，病院歯科や歯科診療所による施設や在宅への訪問歯科診療などに際し，PAPなどの必要性は増加すると考えられる．

2 義 歯

1) 咀嚼機能に対する影響

平成17年歯科疾患実態調査（厚生労働省）によれば，歯の喪失歯数は65〜69歳では平均10.1本であるのに対して，85歳以上になると平均22.0本に増加することが示されている（図15）．歯の喪失歯数が増えると，有床義歯を製作する必要性は高まる．部分床義歯や全部床義歯の使用率は，年代を増すに従って増加している（図16）．また，咬合力についても70歳代までは若年者と比べてあまり低下しないが，80歳以上になると有意に低下する[27]．このように，高齢者では歯数減少と咬合力低下が相互に作用して，咀嚼機能自体が低下していると考えられる．

歯の喪失に対して有床義歯を製作することは，咀嚼という観点で考えると解剖学的形態の回復，咬合の回復，咀嚼効率の向上，食塊形成の改善，残存歯の保護，唾液分泌の促進，下顎の安定による嚥下運動の安定化などの利点があり，プロセスモデルに対する影響は非常に大きいものと推察される．また，脳卒中のような全身疾患の発症により体重が大きく減少した場合には，口腔内でも顎堤に影響を及ぼし，義歯不適合を招く．顔面麻痺などを併発した場合では，粘膜面の適合は良好でも，口腔周囲筋による支持が失われ義歯の安定を得られな

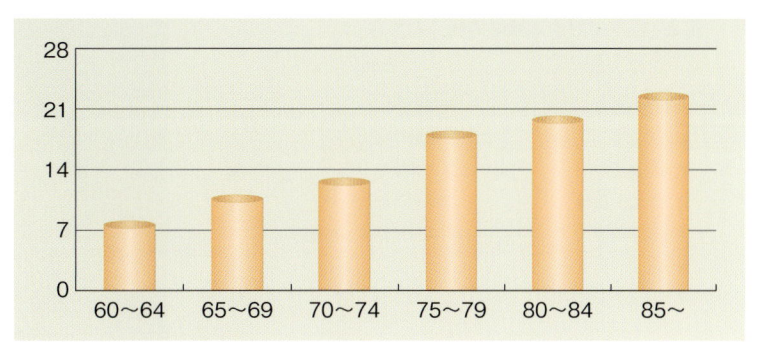

図15 一人平均喪失歯数 (厚生労働省平成17年歯科疾患実態調査より改変)

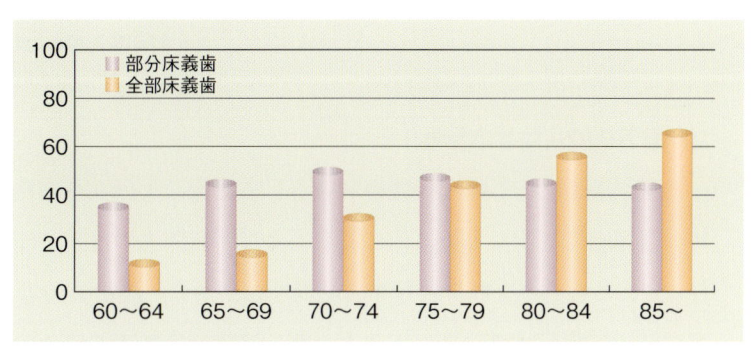

図16 義歯装着者の割合 (厚生労働省平成17年歯科疾患実態調査より改変)

くなる場合がある．義歯が不適合・不安定であるならば，咀嚼に対しては悪影響を及ぼす．このように，義歯は咀嚼機能に対して有利にも不利にも働くことから，適切な義歯調整と管理が必要となる（**表2**）．

さらに，病前からまったく義歯使用歴がない無歯顎者でも咀嚼様の運動を行い，歯ではなく上下の顎堤により食物の粉砕を行っている症例を臨床上認めることがある．このような症例に咀嚼機能の改善を期待し全部床義歯を新たに製作したとしても，咀嚼がさらに良好になるとは限らない．

歯科治療により口腔機能が改善すると，全身的にもADLやQOLなどが改善する[31]．このことからも，摂食・嚥下障害を発症する以前より義歯を使用していた場合は，早期かつ積極的に既存義歯の調整または修理を行い，咀嚼機能の改善をはかるべきである．しかし，使用歴がない，または年単位にわたり長期間使用していない，病前と大きく口腔機能が変化している場合などには，義歯の新製や使用にあたり十分な検討が必要である．

表2 嚥下に対する義歯の利点と欠点

利点	欠点
解剖学的形態の回復	口腔感覚の鈍麻
咬合の回復	口腔容積の増大
咀嚼効率の向上	舌圧の増強
食塊形成の改善	口唇閉鎖力の増強
残存歯の保護	異常嚥下パターンの獲得
唾液分泌の促進	
嚥下運動の安定化	

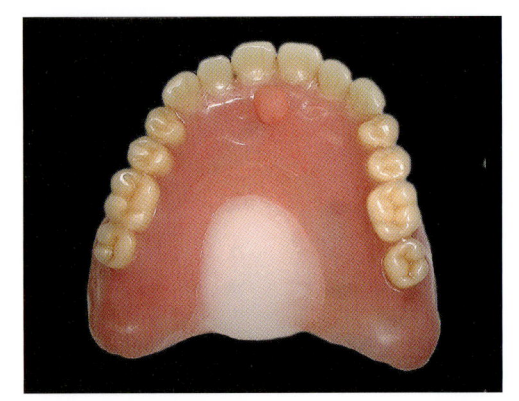

図17 既存の全部床義歯に対する，口蓋部の舌機能的印象形態の付与

2) 嚥下機能に対する影響

　義歯の装着による嚥下機能の利点としては歯の欠損部を補綴することによる食塊形成のための舌運動の補助や義歯自体の刺激による唾液分泌の促進，咬合を回復し顎位を安定させることによる舌骨上下筋群に対する補助などがある．義歯装着者は義歯の非装着時では，食塊を口腔内に保持することが困難となり，口腔期開始から嚥下反射までの時間が短縮する[28]．すなわち，嚥下反射惹起遅延患者においては義歯を装着しないことにより，誤嚥の危険性が増すこととなる．

　その一方で，特に多数歯喪失の場合では，義歯の装着により口腔粘膜が被覆されることによる口腔感覚の鈍麻がみられる．咬合挙上により口腔容積が増大すれば，結果として舌と口蓋の接触が困難になる．さらに，長期義歯不使用の場合には，舌圧や口唇閉鎖力が増強している，異常嚥下パターンの獲得をしているなど，嚥下機能自体に悪影響を及ぼす場合がある[29,30]．

　舌運動機能障害を伴った義歯使用例に対しては，既存義歯の口蓋面を前述のPAP製作方法に準じ口蓋面を調整し，咀嚼機能と舌運動機能改善を同時に図ることができるPAP一体型義歯への修理，あるいは最初から口蓋部の厚みを持たせたPAP形態での義歯新製を検討することが望ましい（図17）．

（藤井　航）

4 — 咀嚼嚥下に対する訓練

　昨今，数多くの嚥下訓練法が提唱されてきているが，運動生理・病態生理学的根拠に基づき，効果が証明されている訓練法は限られている．また，訓練において最大の効果を得るために適切な運動負荷量，頻度，休憩時間の調整は不可欠な要素であるが，運動量とその効果の関係についてエビデンスに基づいて正確に設定された訓練法はほとんど確立されていない[32]．特に，咀嚼嚥下においては，プロセスモデルによってようやく諸器官の動態と食塊移送の関係が明らかになってきたところであり，有効な訓練法の構築はこれからの課題である．本章では，咀嚼嚥下に有効な訓練法を検討していく．

　咀嚼嚥下では，咀嚼され嚥下できる性状になった食物は，stage II tranpsort によって咽頭へ運ばれ集積される．この間，気道は開いており，咽頭へ移送され集積された食物を嚥下前に誤嚥する危険性が潜んでいる．訓練で目指すべきゴールは，stage II transport が起こっても誤嚥せず安全に嚥下できる方法を獲得することである．このためには，(a) stage II transport をコントロールするための介入や訓練，(b) 呼吸と嚥下との協調性を改善，気道防御を向上させるための訓練が考えられる．

1│Stage II transport のコントロール

　Stage II transport による食塊の咽頭への進入程度は，食物の物性（硬さ，凝集性，付着性），固形物か混合物か，一口量，味による唾液の分泌量，咀嚼方法などによって変動性を有する．また個人差も強く認める．訓練では個々に物性による stage II transport の状態を評価し，患者にあわせた対応が必要となる．Stage II transport 中は，呼吸経路と食物経路が同時に開かれた状態にある．Stage II transport の有無・頻度と誤嚥との関係を考えると，stage II transport による咽頭への深達度が深いほうが，また咽頭に集積される食塊が多量になればなるほど，誤嚥のリスクは増加する．このような場合，stage II transport による深達度を浅くする訓練が有効である．

　Stage II transport の深達度を浅くする方法として考えられる方法は三つある．一つは，姿勢調整である．Stage II transport は舌による能動的輸送と重力による受動的輸送が関与し，特に下咽頭への輸送は受動的輸送が関与している[33]．頭部屈曲位，頸部屈曲位，複合屈曲位

の姿位をとることで，重力による影響を軽減して下咽頭への移送を減らせる可能性が指摘されている．二つ目は，食形態を調節して咀嚼をコントロールする方法である．高齢者は咀嚼回数が増して，咽頭への食塊の深達度が深くなるという研究結果から[35]，咀嚼回数が少なくて食塊形成可能な食形態を用いることで食塊の深達度を浅くできる可能性が考えられる．調整された食形態で効率的な食塊形成を行うなかで，咀嚼機能効率をあげていく．三つ目は，咀嚼中に食塊を咽頭に送り込まないように意識的に口腔内に保持することである．健常者に固形物を咀嚼させ，嚥下まで口腔内に保持しておくように指示すると，stage II transport の開始を遅らせることができたという研究結果から考えられる方法である[34]．二つ目，三つ目の方法には，訓練による積極的な介入が可能であり，間接的・直接的な咀嚼訓練が該当する．また，舌の筋力トレーニングは嚥下機能改善に有効な訓練法としてエビデンスとともに示されており，咀嚼効率や口腔内保持改善にも期待できる．

2 咀嚼訓練

1）咀嚼の間接訓練

　運動学習の原則から，ある運動に必要とされるスキルは，その運動または類似した運動によって最も効率よく改善されることが分かっている．この課題特異性の観点から，咀嚼のための訓練は，実際の食物を使って，咀嚼，食塊形成，送りこみの練習を行うことが有効と考えられる．しかし咽頭期に障害があり直接訓練が施行できない場合は困難である．その場合，一連の咀嚼嚥下運動を各運動に分け，一部分ずつ間接訓練にて訓練を行う．一口に咀嚼といっても，咀嚼のみを練習しても安全で効率的な摂取にはつながらない．食物を取り込み，咀嚼し，まとめ，送り込むという，一連の運動に含まれる個々の口腔運動を考慮し，その一つ一つを評価しアプローチする．咀嚼嚥下の stage ごとの運動とその運動に必要な口腔運動は，表3に示すとおりである．

　これらの下顎・口唇・舌運動の訓練を回数と頻度を決め，早期から開始する[36,37]．それぞれ5〜10回（全体で4〜5分）を1セットとして，1日5〜10セット，できるだけ多く行うことが推奨される[38]．

表3 咀嚼におけるstageごとの運動

stage	運動内容	必要な口腔運動
stage I transport	食物を下顎臼歯部の咬合面に載せる pull back 運動	舌後退・舌背挙上・舌捻転運動 舌後退運動
processing	頰側や舌側に落ちた食物を再び咬合面に載せる 反対側咬合面への食塊移動 咀嚼の終了した食塊を舌中央に集め，まとめる	下顎上下・舌前後・舌捻転運動 頰 舌尖挙上・舌捻転運動 舌回転運動
stage II transport	食塊を咽頭に送り込む squeeze back 運動	口唇閉鎖・舌尖挙上・舌背挙上・舌後退運動

① 顎関節のROM運動（図18）

重度の咀嚼障害がある場合，下顎を上下，左右，前後に大きく動かし，それぞれ1秒間保持することから開始する．少しずつ速度を速め，リズミカルな交互運動ができるように実施する．その後，ガーゼを丸めたものを奥歯の上におき，繰り返し嚙む練習を行う．

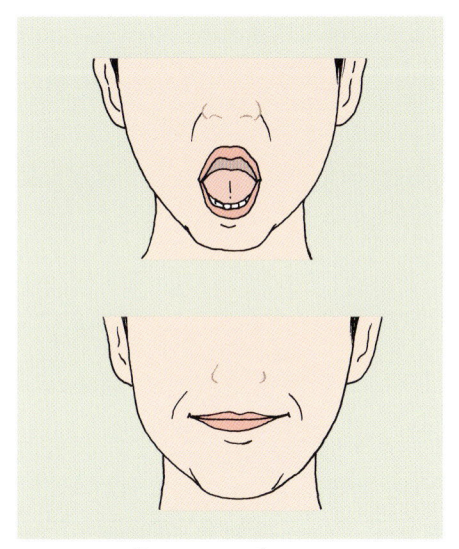

図18　顎関節のROM運動

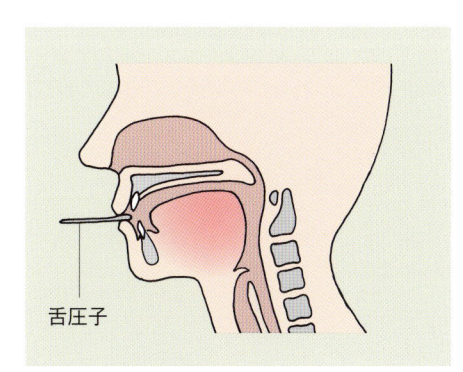

② 口唇閉鎖訓練（図19）

口唇閉鎖が弱く，咀嚼中に食塊が口唇からこぼれる場合に実施する．舌圧子や指を口唇ではさみ，力をいれたまま閉鎖を1秒間〜数秒間保持させ，脱力させる．上唇，下唇それぞれに上方向，下方向に抵抗をかけ保持させる．また舌圧子や指を引き抜く力に抵抗して閉鎖を保持させる．

図19　口唇閉鎖訓練

③ 頬筋の筋力増強訓練（図20）

咀嚼中，咬合面からはみでた食塊は舌と頬の協調運動によって，再度咬合面に載せられる．頬の筋力低下がみられると，食塊が口腔前庭に残留する．このような残留がみられる場合に頬筋の筋力増強訓練を行う．口唇閉鎖したまま頬をすぼめ，1秒間〜数秒間保持した後，口角を横に引く等を行う．これを数秒ずつのインターバルで繰り返し行う．

「顎関節のROM運動」〜「頬筋の筋力増強訓練」の個々の運動がそれぞれスムーズに行えるようになったら，これらの運動を組み合わせて同時に行う．口唇閉鎖を維持したまま，下顎を上下に動かすことから始める．リズミカルに行えるようになったら，下顎が下降し始め，挙上し戻ってくる間に頬をすぼませる運動を付加する．この運動を繰り返し行えるように練習し，下顎・口唇・頬の協調性を高める．

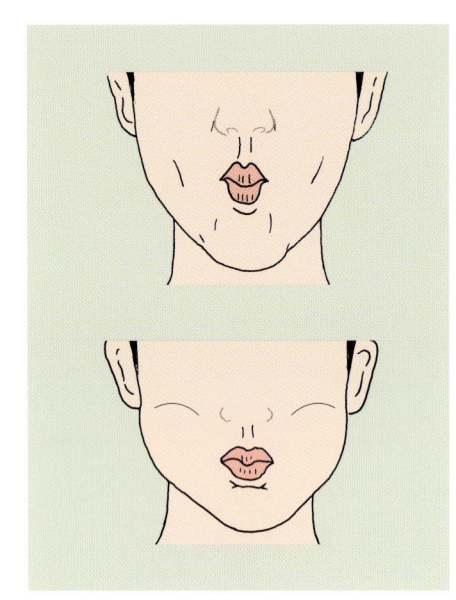

図20 頬筋の筋力増強訓練

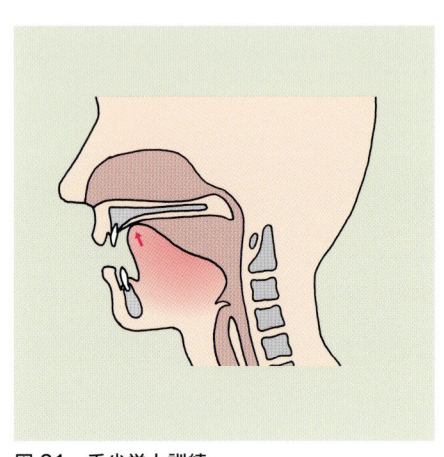

④ 舌尖挙上訓練（図21）[36〜38]

最大限に開口した状態で舌尖を上顎前歯の歯茎部に向かって挙上させ，1秒間〜数秒間保持させる．咀嚼中，片側の咬合面から反対側の咬合面に食塊を移動させる場合，口蓋にはりついた食塊をとる場合，頬側や口腔前庭に落ち込んだ食塊をすくいあげる場合，送り込み時などさまざまな場面で必要とされる．必要な筋力は比較的小さいため，軽い力で繰り返し実施する．

図21 舌尖挙上訓練

⑤ 舌背挙上訓練（図22）[36〜38]

　咀嚼中，スプーンの背や指や舌圧子を患者の舌背に載せ，軽く力を入れて押す．押す力に抵抗して舌を挙上させ，脱力させることを繰り返す．その後，1秒間〜数秒間舌を挙上したまま保持させる．この運動は，舌と口蓋で食塊を咽頭に送り込むために必要な大きな筋力を要する運動であり，瞬発力，持久力ともにアップさせる必要がある．訓練経過で，模擬食品を用いることができるようになったら，綿棒やガーゼを円筒状に丸めたものにジュースを浸したものを，舌と口蓋で上後方向に押し，絞り出す練習を行う．数回に1回嚥下運動を行わせることが有効である．舌背挙上の可動域にあわせて，綿棒の大きさやガーゼの直径を調整する．

図22　舌背挙上訓練

⑥ 舌根後退訓練（図23）[36〜38]

　患者の舌尖をガーゼで軽くつかみ，前方へ引く．引く力に抵抗して後方へ引かせることを繰り返す．その後，数秒間舌を後方に引いたまま保持させる．「舌をできるだけ後方に引く」，「強くうがいをする」，「あくびをする」といった動きを指示して，舌が後方に引かれる感覚をつかんでもらうことも有効である．嚥下造影中にこの3動作を試して，最も効果的に舌根が後退する運動を選択できるのが望ましい．この運動は，咽頭期の嚥下開始に必要であり，大きな筋力，速い運動を要するため，瞬発力と筋力増強に焦点をあてる必要がある[32]．

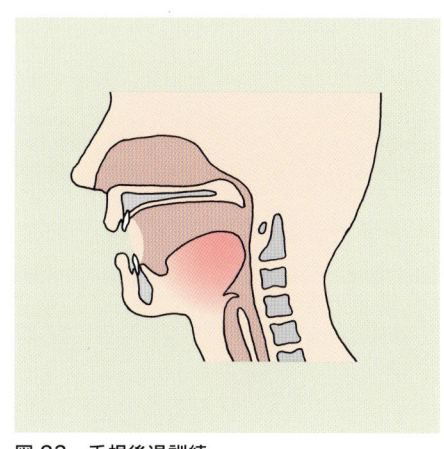

図23　舌根後退訓練

⑦ 舌側方（捻転）運動訓練（図24）

指や綿棒を患者の舌背後方にのせ，指や綿棒を左右いずれかの歯列に動かすように指示して，その状態で1秒間〜数秒間保持し戻す運動を繰りかえす．同側に5〜10回実施し，その後反対側に同様に実施する．この運動は，stageⅠ transportの食塊を咬合面に載せるときと，咀嚼時の食塊操作に必須であり，咀嚼効率をあげるために特に重要である．必要な筋力は小さいが，持久力と巧緻性が必要とされる．

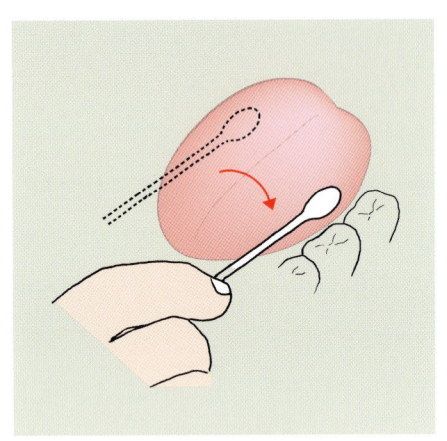

図24 舌側方（捻転）運動訓練

2）咀嚼の直接訓練

舌，口腔機能が改善したからといって，すぐに咀嚼効率が高まるとは限らない．咀嚼嚥下は，複数の口腔諸器官が協調して成り立つ運動のため，実際の咀嚼嚥下運動をとおして下顎や頬や舌の筋群の協調運動を獲得する必要がある．ゴールは，少ない咀嚼数で効率よく食塊形成でき，嚥下できることである．重要なのは，用いる食品を段階的に調整していくことである．硬さだけではなく，咀嚼による凝集性や付着性の程度についても考慮する．簡単に噛み砕け（硬さ低），バラけない（凝集性高），口蓋・咽頭粘膜にはりつきにくい（付着性低）食品が，少ない咀嚼数で容易に食塊形成でき嚥下できる．段階的に，硬く，凝集性が低く，付着性が高い食品に移行していく．さらに訓練経過のなかで混合物の咀嚼嚥下も練習する．混合物の例としては，ガムを用いることができる．粒ガムをガーゼで包みデンタルフロスで縛ったものを用いる．ガムは咀嚼することで唾液が多く分泌されるため，咀嚼しながら随時唾液の嚥下を練習する．

内視鏡を用いたバイオフィードバックを併用することで，より効率よく訓練を進めることができる．どれくらい咀嚼したらどの程度食塊が咽頭に移送されるかは，実際に観察してみなければわからない．内視鏡にて咀嚼中に起こるstageⅡ transportを評価し，また患者にもstageⅡ transportを目視させ確認させる．咀嚼の程度によって食塊がどこまで深く咽頭に移送されるかを評価でき，咀嚼の回数の調節や食品の段階的な調節につながる．

3 等尺性舌筋力トレーニング

　舌の筋力増強をはかる訓練法として，エビデンスとともに推奨されているのが等尺性舌筋力増強トレーニング（isometric lingual strengthening）である[39, 40]．専用の機器に付属しているバルブを舌の前方または後方の舌背に置き，舌と口蓋でバルブを押す最大圧を計測する．最大圧の60～80％を目標値として設定し，抵抗運動を施行，さらに筋力の増強にあわせ，負荷量も上昇させていく漸次的抵抗運動である．Robbinsらは訓練健常男女高齢者と慢性・急性脳梗塞患者を対象にこの訓練を8週間続けた結果，舌の筋力増強とともに嚥下中の舌圧も改善したと報告しており，また嚥下障害患者では，口腔通過時間軽減，咽頭反応時間増大による咽頭残留軽減，さらにpenetration-aspiration scaleの改善，気道防御能力の改善を認めたと報告している[39, 41]．これは舌の筋力増強トレーニングが嚥下機能改善に転移したことを示し，嚥下訓練において筋力増強トレーニングの有効性を証明する重要な結果である．筋力増強トレーニングによって，一般的な筋力生成能力の改善，機能的予備能力の改善，運動単位数の増加，運動パターンのスムーズな開始を促進できると考えられている．欧米ではこの舌圧の定量的な測定器としてIOPI（図25）が，またわが国で比較的容易に入手でき，IOPIと同様に使用できるものとしてJMS舌圧測定器がある（図26）．またLazarusらは，舌圧子で抵抗訓練を行い，IOPIと同様の効果が得られたと報告している[40]．

　筋力増強訓練の原則として，運動負荷（回数，頻度，期間）を適切に調整することが重要である．Robbinsらは，8週の訓練期間で開始時，2週目・4週目・6週目最終でそれぞれ最大筋力を測定し，1週目は開始時の最大筋力の60％，2週目は開始時最大筋力の80％，3週目以降は，それぞれ2週目・4週目・6週目最終で新たに得られた最大筋力80％を負荷，漸次的に負荷量をあげている[39, 41]．口腔咽頭筋群は，構造，機能的に再編成のために必要な負荷量の上限・下限は十分なデータが得られていないが，他の骨格筋同様に，嚥下訓練においても60～75％の負荷が有効であると報告されている[39, 48]．さらに回数や頻度の調整も重要である．Robbinsらは1日30回（1セット10回，3セット／日），3日／週，8週間の継続としている．これより大きな負荷量，1日60回，6～7日／週を推奨している報告もある[42]．筋力増強訓練の目的が，筋力増強か持久力の向上か瞬発力の向上かによって，負荷量，回数，セット数の調整が必要である．

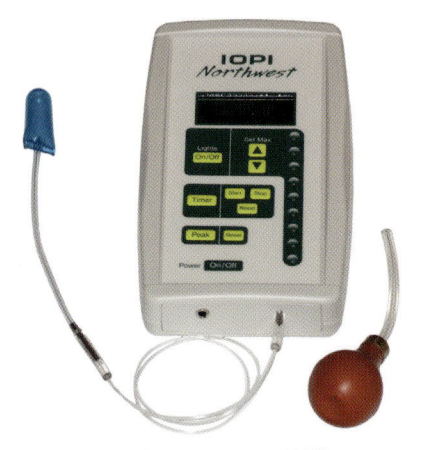

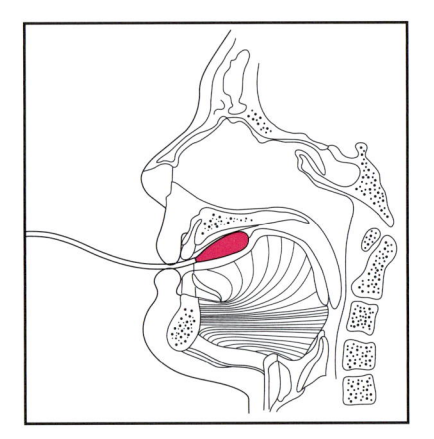

図 25　IOPI（IOPI medical 社製）
青色のバルブを舌背にのせ，舌と口蓋で押しつぶす．
舌の前方，後方の圧測定と筋力増強訓練が可能である．

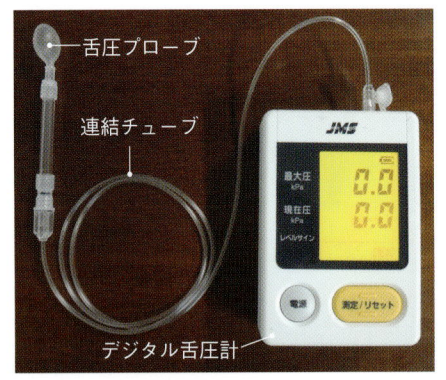

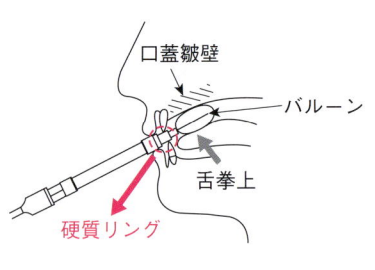

図 26　JMS 舌圧測定器
JMS 株式会社と広島大学大学院医歯薬学総合研究科で共同開発．
わが国で初めて（バルーン）式舌圧測定器として薬事承認を取得した医療機器．
舌圧プローブを舌背に載せ，舌と口蓋で押しつぶす．

4 気道防御のために

　StageⅡ transport が起こっても誤嚥せず安全に嚥下できる方法を獲得する二つ目の方法に，気道防御を強化する方法がある．バイオフィードバックによる喉頭閉鎖調節，supraglottic swallow & supersupraglottic swallow，声門閉鎖訓練が該当する．

1）バイオフィードバックによる喉頭閉鎖の調節

　内視鏡を用いたバイオフィードバックを訓練に導入することは，嚥下中の気道防御改善に効果的な方法である．嚥下中，喉頭は披裂軟骨の内転および披裂部の喉頭蓋底部への接近による喉頭前庭部の閉鎖と声帯の閉鎖で完全に閉鎖される．バイオフィードバックにてこの2レベルでの閉鎖の調節を目指す．患者に実際に食品を咀嚼させ，咀嚼中に起こるstage II transportを目視させながら，披裂軟骨内転，声帯閉鎖の指示を与えることで，食塊の流れに対して喉頭に力を入れるタイミングを学習させることができる．これにより誤嚥を防ぐ喉頭閉鎖のタイミングを学習させ，安全な嚥下方法を獲得できる．具体的な方法は，①安静時呼吸の状態で披裂や声帯の位置を教え，発声や咳を用いて披裂の内外転や声帯の開閉を随意的に調節できるようにする（図27）．②食品を咀嚼させ，咀嚼中に食塊が咽頭内に輸送され集積されることを理解，確認させる．③療法士が患者のstage II transportにあわせ，喉頭閉鎖の指示を与える．その都度，タイミングよく閉鎖ができていたかどうかを患者自身にフィードバックさせ，また同時に療法士からも善し悪しと，どこがどのように不十分であったかなどの情報を言葉にして伝える．④患者は内視鏡画面をみずに，咀嚼して自分が適切だと判断したところで嚥下する．療法士は画面をみながら患者が適切なタイミングで喉頭閉鎖をして嚥下していたかどうかを評価して，患者にフィードバックする．訓練前半に③を，後半に④を行い，③と④は繰りかえし実施する．訓練経過のなかで，少しずつ③の回数を減らし

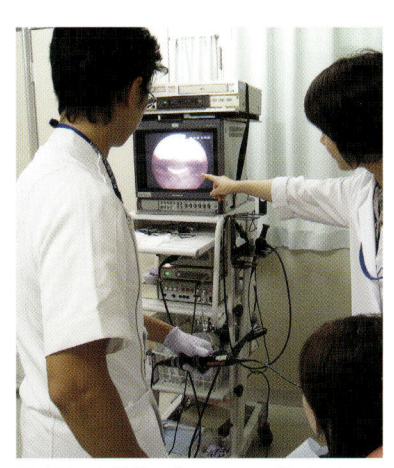

図27　内視鏡によるフィードバック
声帯の開閉を視覚的に確認．

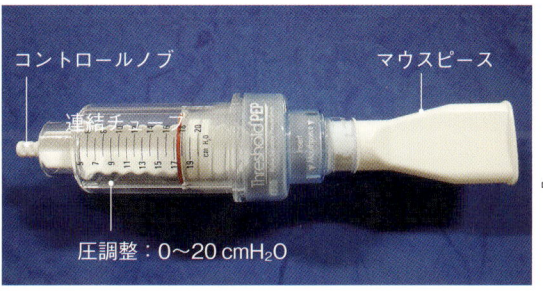

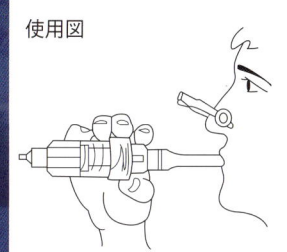

図28　スレショルド PEP（PEPRESPIRONICS製）
わが国では，チェスト株式会社が製造販売業者である．
図のように，鼻にクリップをつけ，唇でマウスピースをしっかりくわえ，深く息を吸い込んだら，吸気時の2〜3倍の時間をかけて息を吐き出す．圧は最大 20 cmH$_2$O まで負荷できる．

④を増やしていく．

2) Supraglottic swallow & supersupraglottic swallow

　Supraglottic swallow は，嚥下開始前・嚥下中に声帯のレベルで喉頭閉鎖を確実にして嚥下する方法である．Supersupraglottic swallow は，嚥下開始前・嚥下中に喉頭前庭部・声帯レベルで喉頭閉鎖を確実にして，嚥下する方法である[38]．いずれも嚥下と呼吸の協調性を強化させ，安全性の高い新しい嚥下様式をつくる方法である．これらの手技は，喉頭閉鎖不全や閉鎖遅延があり，嚥下反射前や反射中に誤嚥を認める患者の誤嚥防止に用いられ，命令嚥下で説明できる嚥下には有効である．しかし，咀嚼を伴う嚥下の気道防御については応用が難しい．なぜなら，stageⅡ transport 中の気道防御のメカニズムは明らかになっていないからである．StageⅡ transport によって食塊が咽頭に送り込まれ，咽頭に集積される間は，喉頭閉鎖されておらず，呼吸経路と食物経路が同時に開かれた状態である．この状態で食塊が集積されていくことは，嚥下障害患者にとっては誤嚥のリスクを高めることになる．咀嚼嚥下中の気道防御はいまだ謎である．SGS や SSGS が咀嚼嚥下に有効であるかは疑問であるが，液体嚥下で繰り返し練習することで，呼吸と嚥下との協調性を改善できる可能性はある．

　咽頭に食塊が送り込まれるとき声帯は一時的に内転したり，飲むのを躊躇したとき声帯を閉鎖し呼吸を一瞬停止させるといわれている[43,44]．また CT を用いた研究からも，液体がとろみ水より早期に咽頭に流れ込むのに対応して，声帯閉鎖が早期に起こることが明らかになっている[45]．これらの声帯の反応は，防御的な反応で無意識ではあるが，食塊輸送に反応して開閉を調節できるという裏づけでもあり，訓練によって声帯の開閉タイミングを変えられることを示唆している．

3) 声門閉鎖訓練

　声門の閉鎖機能が障害されている患者に対する訓練法であり，随意的に声門閉鎖を促す方法である．方法は，椅子を押さえる・引っ張る運動を行いながら，同時に「あー」と発声させ，発声をとおして声帯閉鎖の運動感覚を強化する．内視鏡でフィードバックしながら発声時に声帯が閉鎖することを確認させ，発声と声帯閉鎖のタイミングを学習させる．最終的には，内視鏡によるフィードバックなしでも随意的に声帯を開閉できることを目標とする．声門

閉鎖訓練が咀嚼嚥下に応用できるかは明らかになっていないが，発声訓練の一つである Lee Silverman voice treatment（LSVT）は，数々の研究報告にて嚥下機能改善に有効であると報告されている[46〜48]．LSVT は，従来 Parkinson 病の患者に対して，声（大きさと高さ）と発話明瞭度の改善を目的に作られた訓練法である．訓練では母音の最長発声持続，最大の大きさで発声，最大の高さで発声，また通常話すときから大きな声をだすよう指示され，また患者自身の声の大きさの気づきも促す．Parkinson 病患者に対し，60 分間のセッションを 16 回（4 回／週×4 週間）と 1 日 3 回の自主トレーニングを毎日行わせたところ，声量や声の高さの改善や母音発声持続時間の延長といった声や speech の改善に加え，嚥下中の食塊のコントロールと舌と舌根運動や舌骨上筋群と喉頭筋群筋の増強とともに嚥下中の気道防御改善につながった[49]．大きな声をだすという試みが習慣化して上気道全体の神経筋システムへの豊富な刺激量を与え，嚥下機能改善にも寄与したと考えられている．

また，expiratory muscle strength training（EMST）も声帯閉鎖訓練に関連して，咀嚼嚥下中の気道防御に効果がある可能性を持つ訓練法である．EMST は呼吸と嚥下に共通に働く神経・筋群を直接的にトレーニングすることで嚥下機能改善をはかる，転移の原理を利用した訓練法である[47,48]．専用の器具を使って，最大呼気圧の 75％の抵抗をかけ，呼気訓練を行う．1〜2 週おきに呼気圧を再計測，漸増的に負荷量を変更していく．筋力増強には，75％の抵抗で 1 日 25 回（5 呼気×5 セット）を 6 日／週，4 週間の継続，持久性向上には 40％の抵抗で 1 日 50〜100 回，最低 6 週間継続が必要である．パーキンソン患者に上記の筋力増強プログラムを施行したところ，最大呼気圧の改善に加え，咳の機能，penetration-aspiration scale の改善や舌骨上筋群の筋活動が増大したと報告されている[32,50,51]．LSVT や EMST の訓練によって声帯内転運動が嚥下時の気道防御改善を促進することを示している．これらが咀嚼嚥下時にも応用できるか，今後の検討が必要である．

（稲本陽子）

文 献

■ 基礎編
Chapter 1 咀嚼嚥下のモデル

1) Logemann JA：Evaluation and treatment of swallowing disorders. 2nd ed. Pro-Ed, Austin Texas, 1998.
2) Covey SR：7つの習慣．キングベアー出版，東京，1996.
3) Palmer JB, Rudin NJ, Lara G, et al.: Coordination of mastication and swallowing. Dysphagia 7: 187-200, 1992.
4) Hiiemae KM, Palmer JB: Food transport and bolus formation during complete feeding sequences on foods of different initial consistency. Dysphagia, 14: 31-42, 1999.
5) 佐々生康宏，野原幹司，小谷泰子，et al.：内視鏡による食塊形成機能の評価 健常有歯顎者を対象として．老年歯科医学，23：42-9, 2008.
6) 高橋賢晃，菊谷武，田村文誉，et al.：嚥下内視鏡検査を用いた咀嚼時の舌運動機能評価 運動障害性咀嚼障害患者に対する検討．老年歯科医学，24：20-27, 2009.
7) Dodds WJ, Stewart ET, Logemann JA: Physiology and radiology of the normal oral and pharyngeal phases of swallowing [see comments]. AJR Am J Roentgenol, 154: 953-63, 1990.
8) Ardran GM, Kemp FH: The mechanism of swallowing. Proc R Soc Med, 44: 1038-40, 1951.
9) Leopold NA, Kagel MC: Dysphagia-ingestion or deglutition?: a proposed paradigm. Dysphagia, 12: 202-6, 1997.
10) Chi-Fishman G, Stone M, McCall GN: Lingual action in normal sequential swallowing. J Speech Lang Hear Res, 41: 771-85, 1998.
11) Chi-Fishman G, Sonies BC: Motor strategy in rapid sequential swallowing: new insights. J Speech Lang Hear Res, 43: 1481-92, 2000.
12) Chi-Fishman G, Sonies BC: Kinematic strategies for hyoid movement in rapid sequential swallowing. J Speech Lang Hear Res, 45: 457-68, 2002.
13) Daniels SK, Foundas AL: Swallowing physiology of sequential straw drinking. Dysphagia, 16: 176-82, 2001.
14) Daniels SK, Corey DM, Hadskey LD, et al.: Mechanism of sequential swallowing during straw drinking in healthy young and older adults. J Speech Lang Hear Res, 47: 33-45, 2004.
15) Aydogdu I, Tanriverdi Z, Ertekin C: Dysfunction of bulbar central pattern generator in ALS patients with dysphagia during sequential deglutition. Clin Neurophysiol, 122: 1219-28, 2011.
16) Murguia M, Corey DM, Daniels SK: Comparison of sequential swallowing in patients with acute stroke and healthy adults. Arch Phys Med Rehabil, 90: 1860-5, 2009.
17) Tsushima C, Saitoh E, Baba M, et al.: Hyoid movement and laryngeal penetration during sequential swallowing. J Med Dent Sci, 56: 113-21, 2009.
18) Wheeler Hegland K, Huber JE, Pitts T, et al.: Lung volume measured during sequential swallowing in healthy young adults. J Speech Lang Hear Res, 54: 777-86, 2011.
19) German RZ, Crompton AW, Owerkowicz T, et al.: Volume and rate of milk delivery as determinants of swallowing in an infant model animal (Sus scrofia). Dysphagia, 19: 147-54, 2004.
20) Martin-Harris B, Brodsky MB, Michel Y, et al.: Breathing and swallowing dynamics across the adult lifespan. Arch Otolaryngol Head Neck Surg, 131: 762-70, 2005.

21) Shaker R, Li Q, Ren J, et al.: Coordination of deglutition and phases of respiration: effect of aging, tachypnea, bolus volume, and chronic obstructive pulmonary disease. Am J Physiol, 263: G750-5, 1992.
22) Smith J, Wolkove N, Colacone A, et al.: Coordination of eating, drinking and breathing in adults. Chest, 96: 578-82, 1989.
23) Dozier TS, Brodsky MB, Michel Y, et al.: Coordination of swallowing and respiration in normal sequential cup swallows. Laryngoscope, 116: 1489-93, 2006.
24) Nakamura Y, Katakura N: Generation of masticatory rhythm in the brainstem. Neurosci Res, 23: 1-19, 1995.
25) Morimoto T, Inoue T, Masuda Y, et al.: Sensory components facilitating jaw-closing muscle activities in the rabbit. Exp Brain Res, 76: 424-40, 1989.
26) Peyron A, Lassauzay C, Woda A: Effects of increased hardness on jaw movement and muscle activity during chewing of visco-elastic model foods. Exp Brain Res, 142: 41-51, 2002.
27) Nakamura T, Inoue T, Ishigaki S, et al.: Differences in mandibular movements and muscle activities between natural and guided chewing cycles. Int J Prosthodont, 2: 249-53, 1989.
28) Hiiemae KM. Feeding in Mammals. In: Schwenk K, ed. Feeding: Form, Function, and Evolution in Tetrapod Vertebrates 1st ed. Academic Press, San Diego, CA, pp. 411-48, 2000.
29) 森本俊文：顎口腔系の生理学．顎機能障害，石川達也ほか監修，医歯薬出版，東京，p23, 25, 1993.
30) Dua KS, Ren J, Bardan E, et al.: Coordination of deglutitive glottal function and pharyngeal bolus transit during normal eating. Gastroenterology, 112: 73-83, 1997.
31) Logemann JA : Evaluation and treatment of swallowing disorders. 2nd ed., Austin, TX PRO-ED, p.p.91-6, 1998.
32) Perlmann A, et al. : Videofluoroscopic predictors of aspiration in patients with oropharyngeal dysphagia. Dysphagia, 9: 90-5, 1994.
33) Hiiemae KM : Food transport and bolus formation during complete feeding sequence on foods of different initial consistency. Dysphagia, 14(1): 31-42, 1999.
34) Palmer JB : Bolus aggregation in the oropharynx does not depend on gravity. Arch. Phys. Med. Rehabil., 79(6): 691-6, 1998.
35) 松尾浩一郎ほか：咀嚼および重力が嚥下反射開始時の食塊の位置に及ぼす影響．日摂食嚥下リハ会誌，10(1)：65-72, 2002.
36) 武田斉子ほか：咀嚼が食塊の咽頭進行に及ぼす影響．リハ医学，39：322-30, 2002.
37) Shaker R : Airway protective mechanisms: current concepts. Dysphagia, 10: 216-27, 1995.
38) Saitoh E, Shibata S, Matsuo K, Baba M, Fujii W, Palmer JB : Chewing and food consistency: effects on bolus transport and swallow initiation. Dysphagia, 22: 100-7, 2007.
39) 金森大輔，加賀谷斉，横山通夫，才藤栄一，尾崎研一郎，岡田澄子，馬場尊：孤発的咽頭嚥下における舌骨運動．日摂食嚥下リハ会誌，13：192-6, 2009.

Chapter 2　プロセスモデルとは

1) Nakamura Y, Katakura N: Generation of masticatory rhythm in the brainstem. Neurosci Res, 23: 1-19, 1995.
2) Jean A: Brain stem control of swallowing: neuronal network and cellular mechanisms. Physiol Rev, 81: 929-69, 2001.

3) Hiiemae K: Feeding in Mammals. In: Schwenk K, ed. Feeding: Form, Function and Evolution. Tetrapod Vertebrates, Academic Press, pp. 411-448, 2000.
4) Franks HA, Crompton AW, German RZ: Mechanism of intraoral transport in macaques. Am J Phys Anthropol, 65: 275-82, 1984.
5) German RZ, Matsuo K, Stuart DN: Swallowing in Animal Models: Airway Protection. 日摂食嚥下リハ会誌, 12: 3-10, 2008.
6) Franks HA, German RZ, Crompton AW, et al.: Mechanism of intra-oral transport in a herbivore, the hyrax (Procavia syriacus). Arch Oral Biol, 30: 539-44, 1985.
7) German RZ, Saxe SA, Crompton AW, et al.: Food transport through the anterior oral cavity in macaques. Am J Phys Anthropol, 80: 369-77, 1989.
8) Hiiemae K, Heath MR, Heath G, et al.: Natural bites, food consistency and feeding behaviour in man. Arch Oral Biol, 41: 175-89., 1996.
9) Lund JP, Kolta A, Westberg KG, et al.: Brainstem mechanisms underlying feeding behaviors. Curr Opin Neurobiol, 8: 718-24, 1998.
10) Prinz JF, Lucas PW: An optimization model for mastication and swallowing in mammals. Proc R Soc Lond B Biol Sci, 264: 1715-21, 1997.
11) Fontijn-Tekamp FA, van der Bilt A, Abbink JH, et al.: Swallowing threshold and masticatory performance in dentate adults. Physiol Behav, 83: 431-6, 2004.
12) van der Bilt A, Olthoff LW, Bosman F, et al.: The effect of missing postcanine teeth on chewing performance in man. Arch Oral Biol, 38: 423-9, 1993.
13) Hatch JP, Shinkai RS, Sakai S, et al.: Determinants of masticatory performance in dentate adults. Arch Oral Biol, 46: 641-8, 2001.
14) Wayler AH, Muench ME, Kapur KK, et al.: Masticatory performance and food acceptability in persons with removable partial dentures, full dentures and intact natural dentition. J Gerontol, 39: 284-9, 1984.
15) Carlsson GE: Masticatory efficiency: the effect of age, the loss of teeth and prosthetic rehabilitation. Int Dent J, 34: 93-7, 1984.
16) Bourdiol P, Mioche L: Correlations between functional and occlusal tooth-surface areas and food texture during natural chewing sequences in humans. Arch Oral Biol, 45: 691-9, 2000.
17) Yven C, Bonnet L, Cormier D, et al.: Impaired mastication modifies the dynamics of bolus formation. Eur J Oral Sci, 114: 184-90, 2006.
18) Karlsson S, Carlsson GE: Characteristics of mandibular masticatory movement in young and elderly dentate subjects. J Dent Res, 69: 473-6, 1990.
19) Hiiemae KM, Palmer JB: Food transport and bolus formation during complete feeding sequences on foods of different initial consistency. Dysphagia, 14: 31-42, 1999.
20) Watanabe S, Dawes C: A comparison of the effects of tasting and chewing foods on the flow rate of whole saliva in man. Arch Oral Biol, 33: 761-4, 1988.
21) Engelen L, van den Keybus PA, de Wijk RA, et al.: The effect of saliva composition on texture perception of semi-solids. Arch Oral Biol, 52: 518-25, 2007.
22) Gaviao MB, Engelen L, van der Bilt A: Chewing behavior and salivary secretion. Eur J Oral Sci, 112: 19-24, 2004.
23) Matsuo K, Hiiemae KM, Palmer JB: Cyclic motion of the soft palate in feeding. J Dent Res, 84: 39-42,

2005.
24) Buettner A, Beer A, Hannig C, et al.: Observation of the swallowing process by application of videofluoroscopy and real-time magnetic resonance imaging-consequences for retronasal aroma stimulation. Chem Senses, 26: 1211-9, 2001.
25) Hodgson M, Linforth RS, Taylor AJ: Simultaneous real-time measurements of mastication, swallowing, nasal airflow, and aroma release. J Agric Food Chem, 51: 5052-7, 2003.
26) Palmer JB, Hiiemae KM: Eating and breathing: interactions between respiration and feeding on solid food. Dysphagia, 18: 169-78, 2003.
27) Matsuo K, Palmer JB: Anatomy and physiology of feeding and swallowing: normal and abnormal. Phys Med Rehabil Clin N Am, 19: 691-707, 2008.
28) Palmer JB: Bolus aggregation in the oropharynx does not depend on gravity. Arch Phys Med Rehabil, 79: 691-6, 1998.
29) Saitoh E, Shibata S, Matsuo K, et al.: Chewing and food consistency: effects on bolus transport and swallow initiation. Dysphagia, 22: 100-7, 2007.
30) Palmer JB, Hiiemae KM, Matsuo K, et al.: Volitional control of food transport and bolus formation during feeding. Physiol Behav, 91: 66-70, 2007.
31) Logemann JA. Evaluation and treatment of swallowing disorders. 2nd ed. Pro-Ed, Austin Texas, 1998.
32) Dantas RO, Kern MK, Massey BT, et al.: Effect of swallowed bolus variables on oral and pharyngeal phases of swallowing. Am J Physiol, 258: G675-81, 1990.
33) Hiss SG, Strauss M, Treole K, et al.: Effects of age, gender, bolus volume, bolus viscosity, and gustation on swallowing apnea onset relative to lingual bolus propulsion onset in normal adults. J Speech Lang Hear Res, 47: 572-83, 2004.
34) Robbins J, Gensler G, Hind J, et al.: Comparison of 2 interventions for liquid aspiration on pneumonia incidence: a randomized trial. Ann Intern Med, 148: 509-18, 2008.
35) Lazarus CL, Logemann JA, Rademaker AW, et al.: Effects of bolus volume, viscosity, and repeated swallows in nonstroke subjects and stroke patients. Arch Phys Med Rehabil, 74: 1066-70, 1993.
36) Clave P, de Kraa M, Arreola V, et al.: The effect of bolus viscosity on swallowing function in neurogenic dysphagia. Aliment Pharmacol Ther, 24: 1385-94, 2006.
37) Logemann JA, Pauloski BR, Colangelo L, et al.: Effects of a sour bolus on oropharyngeal swallowing measures in patients with neurogenic dysphagia. J Speech Hear Res, 38: 556-63, 1995.
38) Pelletier CA, Lawless HT: Effect of citric acid and citric acid-sucrose mixtures on swallowing in neurogenic oropharyngeal dysphagia. Dysphagia, 18: 231-41, 2003.
39) Leow LP, Huckabee ML, Sharma S, et al.: The influence of taste on swallowing apnea, oral preparation time, and duration and amplitude of submental muscle contraction. Chem Senses, 32: 119-28, 2007.
40) Dessirier JM, Simons CT, Carstens MI, et al.: Psychophysical and neurobiological evidence that the oral sensation elicited by carbonated water is of chemogenic origin. Chem Senses, 25: 277-84, 2000.
41) Green BG, Alvarez-Reeves M, George P, et al.: Chemesthesis and taste: evidence of independent processing of sensation intensity. Physiol Behav, 86: 526-37, 2005.
42) Ebihara T, Ebihara S, Watando A, et al.: Effects of menthol on the triggering of the swallowing reflex in elderly patients with dysphagia. Br J Clin Pharmacol, 62: 369-71, 2006.
43) Yamasaki M, Ebihara S, Ebihara T, et al.: Effects of capsiate on the triggering of the swallowing reflex in

elderly patients with aspiration pneumonia. Geriatr Gerontol Int, 10: 107-9, 2010.
44) Chi-Fishman G, Stone M, McCall GN: Lingual action in normal sequential swallowing. J Speech Lang Hear Res, 41: 771-85, 1998.
45) Chi-Fishman G, Sonies BC: Motor strategy in rapid sequential swallowing: new insights. J Speech Lang Hear Res, 43: 1481-92, 2000.
46) Chi-Fishman G, Sonies BC: Kinematic strategies for hyoid movement in rapid sequential swallowing. J Speech Lang Hear Res, 45: 457-68, 2002.
47) Daniels SK, Foundas AL: Swallowing physiology of sequential straw drinking. Dysphagia, 16: 176-82, 2001.
48) Daniels SK, Corey DM, Hadskey LD, et al.: Mechanism of sequential swallowing during straw drinking in healthy young and older adults. J Speech Lang Hear Res, 47: 33-45, 2004.
49) Martin-Harris B, Brodsky MB, Michel Y, et al.: Delayed initiation of the pharyngeal swallow: normal variability in adult swallows. J Speech Lang Hear Res, 50: 585-94, 2007.
50) Stephen JR, Taves DH, Smith RC, et al.: Bolus location at the initiation of the pharyngeal stage of swallowing in healthy older adults. Dysphagia, 20: 266-72, 2005.
51) Butler SG, Postma GN, Fischer E: Effects of viscosity, taste, and bolus volume on swallowing apnea duration of normal adults. Otolaryngol Head Neck Surg, 131: 860-3, 2004.
52) Newman LA, Cleveland RH, Blickman JG, et al.: Videofluoroscopic analysis of the infant swallow. Invest Radiol, 26: 870-3, 1991.
53) 武田斉子, 才藤栄一, 松尾浩一郎, et al.: 咀嚼が食塊の咽頭進入に及ぼす影響. リハ医学, 39: 322-330, 2002.
54) Matsuo K, Kawase S, Wakimoto N, et al.: Effect of viscosity on food transport and swallow initiation during eating of two-phase food in normal young adults: a pilot study. Dysphagia, 28:63-68, 2013.
55) Thexton AJ, Crompton AW, German RZ: Electromyographic activity during the reflex pharyngeal swallow in the pig: Doty and Bosma (1956) revisited. J Appl Physiol, 2006.
56) Ishida R, Palmer JB, Hiiemae KM: Hyoid motion during swallowing: factors affecting forward and upward displacement. Dysphagia, 17: 262-72, 2002.
57) Cook IJ, Dodds WJ, Dantas RO, et al.: Opening mechanisms of the human upper esophageal sphincter. Am J Physiol, 257: G748-59, 1989.
58) Shaker R, Kern M, Bardan E, et al.: Augmentation of deglutitive upper esophageal sphincter opening in the elderly by exercise. Am J Physiol, 272: G1518-22, 1997.

Chapter 3　二相性食物

1) Logemann JA : Evaluation and treatment of swallowing disorders. 2nd ed., Austin, TX PRO-ED, p.p.91-6, 1998.
2) Perlmann A, et al.: Videofluoroscopic predictors of aspiration in patients with oropharyngeal dysphagia. Dysphagia, 9 : 90-5, 1994.
3) Hiiemae, KM: Food transport and bolus formation during complete feeding sequence on foods of different initial consistency. Dysphagia, 14(1): 31-42, 1999.
4) Palmer JB: Bolus aggregation in the oropharynx does not depend on gravity. Arch. Phys Med Rehabil, 79 (6): 691-6, 1998.

5) 松尾浩一郎ほか: 咀嚼および重力が嚥下反射開始時の食塊の位置に及ぼす影響. 日摂食嚥下リハ会誌, 10(1): 65-72, 2002.
6) 武田斉子ほか：咀嚼が食塊の咽頭進行に及ぼす影響. リハ医学, 39：322-330, 2002.

Chapter 4　咀嚼嚥下にかかわる運動

1) Palmer JB, Hiiemae KM, Liu J: Tongue-jaw linkages in human feeding: a preliminary videofluorographic study. Arch Oral Biol, 42: 429-41, 1997.
2) Hiiemae K, Heath MR, Heath G, et al.: Natural bites, food consistency and feeding behaviour in man. Arch Oral Biol, 41: 175-89., 1996.
3) Matsuo K, Palmer JB: Kinematic linkage of the tongue, jaw, and hyoid during eating and speech. Arch Oral Biol, 55: 325-31, 2010.
4) Mioche L, Hiiemae KM, Palmer JB: A postero-anterior videofluorographic study of the intra-oral management of food in man. Arch Oral Biol, 47: 267-80, 2002.
5) Mioche L, Hiiemae KM, Palmer JB: A postero-anterior videofluorographic study of the intra-oral management of food in man. Arch Oral Biol, 47: 267-80, 2002.
6) Hiiemae KM, Palmer JB: Food transport and bolus formation during complete feeding sequences on foods of different initial consistency. Dysphagia, 14: 31-42, 1999.
7) Matsuo K, Hiiemae KM, Palmer JB: Cyclic motion of the soft palate in feeding. J Dent Res, 84: 39-42, 2005.
8) 松尾浩一郎，目谷浩通，Mays KA, et al.：摂食中における軟口蓋の動きと下顎運動の連動性の検討. 日摂食嚥下リハ会誌，12: 20-30, 2008.
9) Matsuo K, Metani H, Mays KA, et al.: Effects of respiration on soft palate movement in feeding. J Dent Res, 89: 1401-6, 2010.
10) Rodenstein DO, Stanescu DC: The soft palate and breathing. Am Rev Respir Dis, 134: 311-25, 1986.
11) Mortimore IL, Mathur R, Douglas NJ: Effect of posture, route of respiration, and negative pressure on palatal muscle activity in humans. J Appl Physiol, 79: 448-54, 1995.
12) Tangel DJ, Mezzanotte WS, White DP: Respiratory-related control of palatoglossus and levator palatini muscle activity. J Appl Physiol, 78: 680-8, 1995.
13) Launois SH, Remsburg S, Yang WJ, et al.: Relationship between velopharyngeal dimensions and palatal EMG during progressive hypercapnia. J Appl Physiol, 80: 478-85, 1996.
14) Matsuo K, Metani H, Mays KA, et al.: Effects of respiration on soft palate movement in feeding. J Dent Res, 89: 1401-6, 2010.
15) Hiiemae KH, Thexton A, McGarrick J, et al.: The movement of the cat hyoid during feeding. Arch Oral Biol, 26: 65-81, 1981.
16) Crompton AW, Cook P, Hiiemae K, et al.: Movement of the hyoid apparatus during chewing. Nature, 258: 69-70, 1975.
17) Thexton A, McGarrick J, Hiiemae K, et al.: Hyo-mandibular relationships during feeding in the cat. Arch Oral Biol, 27: 793-801, 1982.
18) Hiiemae KM, Hayenga SM, Reese A: Patterns of tongue and jaw movement in a cinefluorographic study of feeding in the macaque. Arch Oral Biol, 40: 229-46, 1995.
19) Palmer JB, Rudin NJ, Lara G, et al.: Coordination of mastication and swallowing. Dysphagia, 7: 187-200,

1992.
20) Martin-Harris B, Brodsky MB, Michel Y, et al.: Breathing and swallowing dynamics across the adult lifespan. Arch Otolaryngol Head Neck Surg, 131: 762-70, 2005.
21) Hiiemae KM, Palmer JB, Medicis SW, et al.: Hyoid and tongue surface movements in speaking and eating. Arch Oral Biol, 47: 11-27, 2002..
22) Green JR, Wang YT: Tongue-surface movement patterns during speech and swallowing. J Acoust Soc Am, 113: 2820-33, 2003.

Chapter 5　嚥下惹起のメカニズム

1) Shaker R: Airway protective mechanisms: current concepts. Dysphagia, 10（4）: 216-27, 1995.
2) 金森大輔, 加賀谷斉, 横山通夫, 才藤栄一, 尾崎研一郎, 岡田澄子, 馬場尊: 孤発的咽頭嚥下における舌骨運動. 日摂食嚥下リハ会誌, 13（3）: 192 -6, 2009.
3) Warnecke T, Teismann I, Meimann W, Olenberg S, Zimmermann J, Krämer C, Ringelstein EB, Schäbitz WR, Dziewas R: Assessment of aspiration risk in acute ischaemic stroke--evaluation of the simple swallowing provocation test. J Neurol Neurosurg Psychiatry, 79（3）: 312-4, 2008.
4) Teramoto S, Fukuchi Y: Detection of aspiration and swallowing disorder in older stroke patients: simple swallowing provocation test versus water swallowing test. Arch Phys Med Rehabil, 81（11）:1517-9, 2000.
5) Teramoto S, Matsuse T, Fukuchi Y, Ouchi Y: Simple two-step swallowing provocation test for elderly patients with aspiration pneumonia. Lancet, 10; 353（9160）:1243, 1999.
6) Kagaya H, Okada S, Saitoh E, Baba M, Yokoyama M, Takahashi H: Simple swallowing provocation test has limited applicability as a screening tool for detecting aspiration, silent aspiration, or penetration. Dysphagia, 25（1）: 6-10, 2010.
7) Robbins J, Hamilton JW, Lof GL, Kempster GB: Oropharyngeal swallowing in normal adults of different ages. Gastroenterology, 103（3）: 823-9, 1992.
8) Logemann JA, Pauloski BR, Rademaker AW, Colangelo LA, Kahrilas PJ, Smith CH: Temporal and biomechanical characteristics of oropharyngeal swallow in younger and older men. J Speech Lang Hear Res, 43（5）:1264-74, 2000.
9) Perlman AL, Booth BM, Grayhack JP: Videofluoroscopic predictors of aspiration in patients with oropharyngeal dysphagia. Dysphagia, 9（2）: 90-5, 1994.
10) Julie F, et al.: Preliminary Observations on the Effects of Age on Oropharyngeal Deglutition. Dysphagia, 4: 90-94, 1989.
11) Kim Y, McCullough GH, Asp CW: Temporal measurements of pharyngeal swallowing in normal populations. Dysphagia, 5 20（4）: 290-6, 2005.
12) Robbins J, Levine RL, Maser A, Rosenbek JC, Kempster GB: Swallowing after unilateral stroke of the cerebral cortex. Arch Phys Med Rehabil, 74（12）: 1295-300, 1993.
13) Leopold NA, Kagel MC: Pharyngo-esophageal dysphagia in Parkinson's disease. Dysphagia,12（1）: 11-8; discussion 19-20, 1997.
14) Nagaya M, Kachi T, Yamada T, Igata A: Videofluorographic study of swallowing in Parkinson's disease. Dysphagia, 13（2）: 95-100, 1998.
15) Hiiemae KM, Palmer JB: Food transport and bolus formation during complete feeding sequences on foods

of different initial consistency. Dysphagia, 14 (1) : 31-42, 1999.
16) 柴田斉子, 馬場尊, 才藤栄一：意志による嚥下抑制および咀嚼が嚥下反射惹起に与える影響. 日摂食嚥下リハ会誌, 10 (1) : 52-61, 2006.
17) Fujii W, Kondo I, Baba M, Saitoh E, Shibata S, Okada S, Onogi K, Mizutani H: Examination of chew swallow in healthy elderly persons: Does the position of the leading edge of the bolus in the pharynx change with increasing age? Jpn J Compr Rehabil Sci, 2: 48-53, 2011.
18) 横山通夫：脳卒中による片側大脳半球損傷者の咀嚼嚥下に関する研究―健常者との比較―. 藤田学園医学会誌学位論文集 2007, 293-317, 2007.

Chapter 6　咀嚼, 嚥下, 呼吸の関係

1) Rodenstein DO, Stanescu DC: The soft palate and breathing. Am Rev Respir Dis, 134: 311-25, 1986.
2) Mortimore IL, Mathur R, Douglas NJ: Effect of posture, route of respiration, and negative pressure on palatal muscle activity in humans. J Appl Physiol 79: 448-54, 1995.
3) Launois SH, Remsburg S, Yang WJ, et al.: Relationship between velopharyngeal dimensions and palatal EMG during progressive hypercapnia. J Appl Physiol, 80: 478-85, 1996.
4) Olson LG, Fouke JM, Hoekje PL, et al.: A Biomechanical view of upper airway function. In: Mathew OP, Sant' Ambrogio G, eds. Respiratory Function of the Upper Airway. 35. Dekker, New York, pp. 359-90, 1988,.
5) Tsuiki S, Ono T, Ishiwata Y, et al.: Functional divergence of human genioglossus motor units with respiratory-related activity. Eur Respir J, 15: 906-10, 2000.
6) Bailey EF, Fregosi RF: Coordination of intrinsic and extrinsic tongue muscles during spontaneous breathing in the rat. J Appl Physiol, 96: 440-9, 2004.
7) Bailey EF, Jones CL, Reeder JC, et al.: Effect of pulmonary stretch receptor feedback and CO (2) on upper airway and respiratory pump muscle activity in the rat. J Physiol, 532: 525-34, 2001.
8) Kokawa T, Saigusa H, Aino I, et al.: Physiological studies of retrusive movements of the human tongue. J Voice, 20: 414-22, 2006.
9) Bailey EF, Fregosi RF: Modulation of upper airway muscle activities by bronchopulmonary afferents. J Appl Physiol, 101: 609-17, 2006.
10) Horner RL: Respiratory motor activity: influence of neuromodulators and implications for sleep disordered breathing. Can J Physiol Pharmacol, 85: 155-65, 2007.
11) Tangel DJ, Mezzanotte WS, White DP: Respiratory-related control of palatoglossus and levator palatini muscle activity. J Appl Physiol, 78: 680-8, 1995.
12) Hairston LE, Sauerland EK: Electromyography of the human palate: discharge patterns of the levator and tensor veli palatini. Electromyogr Clin Neurophysiol, 21: 287-97, 1981.
13) Rodenstein DO, Stanescu DC: Soft palate and oronasal breathing in humans. J Appl Physiol, 57: 651-7, 1984.
14) Hiiemae KM, Palmer JB: Food transport and bolus formation during complete feeding sequences on foods of different initial consistency. Dysphagia, 14: 31-42, 1999.
15) Shaker R, Dodds WJ, Dantas RO, et al.: Coordination of deglutitive glottic closure with oropharyngeal swallowing. Gastroenterology, 98: 1478-84, 1990.
16) Ohmae Y, Logemann JA, Kaiser P, et al.: Timing of glottic closure during normal swallow. Head Neck, 17:

394-402, 1995.

17) Logemann JA, Kahrilas PJ, Cheng J, et al.: Closure mechanisms of laryngeal vestibule during swallow. Am J Physiol, 262: G338-44, 1992.
18) Shaker R, Ren J, Kern M, et al.: Mechanisms of airway protection and upper esophageal sphincter opening during belching. Am J Physiol, 262: G621-8, 1992.
19) Shaker R, Dodds WJ, Ren J, et al.: Esophagoglottal closure reflex: a mechanism of airway protection. Gastroenterology, 102: 857-61, 1992.
20) Martin-Harris B: Coordination of respiration and swallowing. GI Motility online doi:10.1038/gimo10, 2006.
21) Selley WG, Flack FC, Ellis RE, et al.: Respiratory patterns associated with swallowing: Part 1. The normal adult pattern and changes with age. Age Ageing, 18: 168-72, 1989.
22) Klahn MS, Perlman AL: Temporal and durational patterns associating respiration and swallowing. Dysphagia, 14: 131-8, 1999.
23) Martin-Harris B, Brodsky MB, Price CC, et al.: Temporal coordination of pharyngeal and laryngeal dynamics with breathing during swallowing: single liquid swallows. J Appl Physiol, 94: 1735-43, 2003.
24) Shaker R, Li Q, Ren J, et al.: Coordination of deglutition and phases of respiration: effect of aging, tachypnea, bolus volume, and chronic obstructive pulmonary disease. Am J Physiol, 263: G750-5, 1992.
25) Dozier TS, Brodsky MB, Michel Y, et al.: Coordination of swallowing and respiration in normal sequential cup swallows. Laryngoscope, 116: 1489-93, 2006.
26) McFarland DH, Lund JP, Gagner M: Effects of posture on the coordination of respiration and swallowing. J Neurophysiol, 72 (5) : 2431-2437, 1994.
27) Smith J, Wolkove N, Colacone A, et al.: Coordination of eating, drinking and breathing in adults. Chest, 96: 578-82, 1989.
28) McFarland DH, Lund JP: Modification of mastication and respiration during swallowing in the adult human. J Neurophysiol, 74: 1509-17, 1995.
29) Matsuo K, Hiiemae KM, Gonzalez-Fernandez M, et al.: Respiration during Feeding on Solid Food: Alterations in Breathing during Mastication, Pharyngeal Bolus Aggregation and Swallowing. J Appl Physiol, 104: 674-681, 2008.
30) Kelly BN, Huckabee ML, Jones RD, et al.: The early impact of feeding on infant breathing-swallowing coordination. Respir Physiol Neurobiol, 156: 147-53, 2007.
31) Wilson SL, Thach BT, Brouillette RT, et al.: Coordination of breathing and swallowing in human infants. J Appl Physiol, 50 (4) : 851-858, 1981.
32) Bamford O, Taciak V, Gewolb IH: The relationship between rhythmic swallowing and breathing during suckle feeding in term neonates. Pediatr Res, 31: 619-24, 1992.
33) Lieberman DE, McCarthy RC, Hiiemae KM, et al.: Ontogeny of postnatal hyoid and larynx descent in humans. Arch Oral Biol, 46: 117-28., 2001.
34) Laitman JT, Reidenberg JS: Specializations of the human upper respiratory and upper digestive systems as seen through comparative and developmental anatomy. Dysphagia, 8: 318-25, 1993.
35) German RZ, Crompton AW, Thexton AJ: The coordination and interaction between respiration and deglutition in young pigs. J Comp Physiol [A], 182: 539-47, 1998.
36) Morris SE, Dunn-Klein M: Pre feeding skills. Therapy Skills Builders, Tucson, 1987.
37) Martin-Harris B, Brodsky MB, Michel Y, et al.: Breathing and swallowing dynamics across the adult

lifespan. Arch Otolaryngol Head Neck Surg, 131: 762-70, 2005.
38) Leslie P, Drinnan MJ, Ford GA, et al.: Swallow respiration patterns in dysphagic patients following acute stroke. Dysphagia, 17: 202-7, 2002.
39) Hiss SG, Treole K, Stuart A: Effects of age, gender, bolus volume, and trial on swallowing apnea duration and swallow/respiratory phase relationships of normal adults. Dysphagia, 16: 128-35, 2001.
40) Hirst LJ, Ford GA, Gibson GJ, et al.: Swallow-induced alterations in breathing in normal older people. Dysphagia, 17: 152-61, 2002.
41) Butler SG, Stuart A, Pressman H, et al.: Preliminary investigation of swallowing apnea duration and swallow/respiratory phase relationships in individuals with cerebral vascular accident. Dysphagia, 22: 215-24, 2007.
42) Gross RD, Atwood CWJ, Ross SB, et al.: The Coordination of Breathing and Swallowing in Parkinson's Disease. Dysphagia [E-pub ahead of print], 2007.
43) Selley WG, Flack FC, Ellis RE, et al.: Respiratory patterns associated with swallowing: Part 2. Neurologically impaired dysphagic patients. Age Ageing, 18: 173-6, 1989.
44) Hadjikoutis S, Pickersgill TP, Dawson K, et al.: Abnormal patterns of breathing during swallowing in neurological disorders. Brain, 123 (Pt 9) : 1863-73, 2000.
45) Martino R, Foley N, Bhogal S, et al.: Dysphagia after stroke: incidence, diagnosis, and pulmonary complications. Stroke, 36: 2756-63, 2005.
46) Fall PA, Saleh A, Fredrickson M, et al.: Survival time, mortality, and cause of death in elderly patients with Parkinson's disease: a 9-year follow-up. Mov Disord, 18: 1312-6, 2003.
47) Nishino T, Yonezawa T, Honda Y: Effects of swallowing on the pattern of continuous respiration in human adults. Am Rev Respir Dis, 132: 1219-22, 1985.
48) Nishino T, Hiraga K: Coordination of swallowing and respiration in unconscious subjects. J Appl Physiol, 70: 988-93, 1991.
49) Hiss SG, Strauss M, Treole K, et al.: Swallowing apnea as a function of airway closure. Dysphagia, 18: 293-300, 2003.
50) Hiss SG, Strauss M, Treole K, et al.: Effects of age, gender, bolus volume, bolus viscosity, and gustation on swallowing apnea onset relative to lingual bolus propulsion onset in normal adults. J Speech Lang Hear Res, 47: 572-83, 2004.
51) Preiksaitis HG, Mills CA: Coordination of breathing and swallowing: effects of bolus consistency and presentation in normal adults. J Appl Physiol, 81: 1707-14, 1996.
52) Martin BJ, Logemann JA, Shaker R, et al.: Coordination between respiration and swallowing: respiratory phase relationships and temporal integration. J Appl Physiol, 76: 714-23, 1994.
53) Fontana GA, Pantaleo T, Bongianni F, et al.: Changes in respiratory activity induced by mastication in humans. J Appl Physiol, 72: 779-86, 1992.
54) Daniels SK, Corey DM, Hadskey LD, et al.: Mechanism of sequential swallowing during straw drinking in healthy young and older adults. J Speech Lang Hear Res, 47: 33-45, 2004.
55) Palmer JB, Hiiemae KM: Eating and breathing: interactions between respiration and feeding on solid food. Dysphagia, 18: 169-78, 2003.
56) Charbonneau I, Lund JP, McFarland DH: Persistence of respiratory-swallowing coordination after laryngectomy. J Speech Lang Hear Res, 48: 34-44, 2005.

57）Dua KS, Ren J, Bardan E, et al.: Coordination of deglutitive glottal function and pharyngeal bolus transit during normal eating. Gastroenterology, 112: 73-83, 1997.
58）Prinz JF, Lucas PW: An optimization model for mastication and swallowing in mammals. Proc R Soc Lond B Biol Sci, 264: 1715-21, 1997.
59）Lamkadem M, Zoungrana OR, Amri M, et al.: Stimulation of the chewing area of the cerebral cortex induces inhibitory effects upon swallowing in sheep. Brain Res, 832: 97-111, 1999.
60）Zoungrana OR, Lamkadem M, Amri M, et al.: Effects of lingual nerve afferents on swallowing in sheep. Exp Brain Res, 132: 500-9, 2000.
61）Pouderoux P, Logemann JA, Kahrilas PJ: Pharyngeal swallowing elicited by fluid infusion: role of volition and vallecular containment. Am J Physiol, 270: G347-54, 1996.
62）Dua K, Surapaneni SN, Kuribayashi S, et al.: Pharyngeal airway protective reflexes are triggered before the maximum volume of fluid that the hypopharynx can safely hold is exceeded. Am J Physiol Gastrointest Liver Physiol, 301: G197-202, 2011.
63）武田斉子，才藤栄一，松尾浩一郎，et al.：咀嚼が食塊の咽頭進入に及ぼす影響．リハビリテーション医学，39: 322-30, 2002.
64）柴田斉子，馬場尊，才藤栄一，et al.：意志による嚥下抑制および咀嚼が嚥下反射惹起に与える影響．日本摂食・嚥下リハビリテーション学会雑誌，10: 52-61, 2006.
65）Matsuo KK, S., Wakimoto N, Iwatani K, et al.: Effect of viscosity on food transport and swallow initiation during eating of two-phase food in normal young adults: a pilot study. Dysphagia, in press, 2012.

■臨床編

Chapter 1　プロセスモデルの臨床への応用

1）才藤栄一，向井美惠監修：摂食・嚥下リハビリテーション．第2版，医歯薬出版，東京，p.17, 2007.
2）Sumi T : Modification of cortically evoked chewing and swallowing from midbrain and pons. Jpn J Physiol,（21）: 489-506, 1971.
3）Lamkadem M, Zoungrana OR, Amri M, Car A, Roman C : Stimulation of the chewing area of the cerebral cortex induces inhibitory effects upon swallowing in sheep. Brain Res, (832): 97-111, 1999.
4）Amarasena J, Ootaki S, Yamamura K, Yamada Y : Effect of cortical masticatory area stimulation on swallowing in anesthetized rabbits. Brain Res, (965): 222-38. 2003.

Chapter 2　評価（咀嚼を考慮した評価）

1）加賀谷斉：「摂食・嚥下リハビリテーションの新しい臨床を開く基礎研究」嚥下モデル再考．日摂食嚥下リハ会誌，14：294, 2010.
2）都島千明，他：ストロー飲みとコップ飲みの嚥下動態．日摂食嚥下リハ会誌，14：609-9, 2010.
3）藤井航，他：嚥下訓練により持続嚥下型に変化した摂食・嚥下障害患者の一例．日摂食嚥下リハ会誌，12：399, 2008.
4）松尾浩一郎，望月千穂，並河健一，他：摂食・嚥下障害を合併して入院した神経筋疾患患者における栄養摂取レベルの推移—Functional Oral Intake Scale（FOIS）を用いた検討—．日摂食嚥下リハ会誌，16：in press, 2012.

5) Shaker R, Ren J, Bardan E, et al.: Pharyngoglottal closure reflex: characterization in healthy young, elderly and dysphagic patients with predeglutitive aspiration. Gerontology, 49: 12-20, 2003.
6) Inamoto Y, Fujii N, Saitoh E, et al.: Evaluation of swallowing using 320-detector-row multislice CT. Part II: kinematic analysis of laryngeal closure during normal swallowing. Dysphagia, 26: 209-17, 2011.
7) Shaker R, Easterling C, Kern M, et al.: Rehabilitation of swallowing by exercise in tube-fed patients with pharyngeal dysphagia secondary to abnormal UES opening. Gastroenterology, 122: 1314-21, 2002.
8) Fujiu M, Logeman JA: Effect of tongue holding maneuver on posterior pharyngeal wall movement during deglutition. Am J Speech Lang Pathol, 5: 25-47, 1996.
9) Albeldawi M, Makkar R: Barium Aspiration. New England Journal of Medicine, 366: 1038-1038, 2012.
10) 瀬田拓, 稲田晴生, 安保雅博ほか：嚥下造影正面像における健常者上部食道の造影パターン分類 食道入口部通過の左右差. リハ医学, 41：307-312, 2004.
11) Saito E, Shibata S, Matsuo K, et al.: Chewing and food consistency: effects on bolus transport and swallow initiation. Dysphagia, 22: 100-7, 2007.
12) 金森大輔, 加賀谷斉, 藤井直子, 稲本陽子, 中山渕利, 鈴木昇一ほか：320列面検出器型CTによる距離の計測誤差と被曝線量の検討 嚥下造影検査との比較. Japanese Journal of Comprehensive Rehabilitation Science, 2：1/5-5/5, 2012.
13) 稲本陽子, 加賀谷斉, 柴田斉子：【老年医学・高齢者医療の最先端】リハビリテーションとロボット工学. 320列面検出器型CTによる嚥下の形態・動態評価. 医学のあゆみ, 239：502-09, 2011.
14) 稲本陽子, 才藤栄一：【摂食・嚥下リハビリテーションupdate】CTを用いた嚥下動態の評価と臨床応用. MEDICAL REHABILITATION：13-20, 2011.
15) Nakayama E, Kagaya H, Saitoh E, Inamoto Y, Hashimoto S, Fujii N, et al.: changes in Pyriform Sinus Morphology in the Head Rotated Position as Assessed by 320-Row Area Detector CT.
16) Inamoto Y, Fujii N, Saitoh E, Baba M, Okada S, Katada K, et al: Evaluation of swallowing using 320-detector-row multislice CT. Part II: kinematic analysis of laryngeal closure during normal swallowing. Dysphagia, 26: 209-17, 2011.
17) Inamoto Y, Saitoh E, Okada S, Kagaya H, Shibata S, Ota K, et al.: The Effect of Bolus Viscosity on Laryngeal Closure in Swallowing: Kinematic Analysis Using 320-Row Area Detector CT. Dysphagia, 2012.
18) Kendall KA, McKenzie S, Leonard RJ, Goncalves MI, Walker A: Timing of events in normal swallowing: a videofluoroscopic study. Dysphagia, 15: 74-83, 2000.
19) Logemann JA, Pauloski BR, Rademaker AW, Colangelo LA, Kahrilas PJ, Smith CH: Temporal and biomechanical characteristics of oropharyngeal swallow in younger and older men. J Speech Lang Hear Res, 43: 1264-74, 2000.
20) Mendell DA, Logemann JA: A retrospective analysis of the pharyngeal swallow in patients with a clinical diagnosis of GERD compared with normal controls: a pilot study. Dysphagia, 17: 220-6, 2002.
21) Clave P, de Kraa M, Arreola V, Girvent M, Farre R, Palomera E, et al.: The effect of bolus viscosity on swallowing function in neurogenic dysphagia. Aliment Pharmacol Ther, 24: 1385-94, 2006.
22) Bisch EM, Logemann JA, Rademaker AW, Kahrilas PJ, Lazarus CL: Pharyngeal effects of bolus volume, viscosity, and temperature in patients with dysphagia resulting from neurologic impairment and in normal subjects. J Speech Hear Res, 37: 1041-59, 1994.

Chapter 3 対応（咀嚼を考慮した対応）

1) 矢森麻奈：嚥下障害．日本言語聴覚士協会編著，言語聴覚療法臨床マニュアル，協同医書出版社，東京，p.p.225-39，1992．
2) Logemann JA: Evaluation and treatment of swallowing disorders. 2nd ed, Austin, Texas: Pro-Ed, 1998.
3) Robbins J, Gensler G, Hind J, et al.: Comparison of 2 interventions for liquid aspiration on pneumonia incidence: a randomized trial. Ann Intern Med, 148: 509-18, 2008.
4) Dantas RO, Kern MK, Massey BT, et al.: Effect of swallowed bolus variables on oral and pharyngeal phases of swallowing. Am J Physiol, 258: G675-81, 1990.
5) Hiss SG, Strauss M, Treole K, et al.: Effects of age, gender, bolus volume, bolus viscosity, and gustation on swallowing apnea onset relative to lingual bolus propulsion onset in normal adults. J Speech Lang Hear Res, 47: 572-83, 2004.
6) Clave P, de Kraa M, Arreola V, et al.: The effect of bolus viscosity on swallowing function in neurogenic dysphagia. Aliment Pharmacol Ther, 24: 1385-94, 2006.
7) Matsuo K, Kawase S, Wakimoto N, et al.: Effect of viscosity on food transport and swallow initiation during eating of two-phase food in normal young adults: a pilot study. Dysphagia, 28:63-68, 2013.
8) 河原和枝，太田弘子．嚥下障害食．宮野佐年，三上真弘，編：摂食・嚥下障害リハビリテーション実践マニュアル．全日本病院出版会，東京，p.p.123-31，2005．
9) 高橋智子，中川令恵，道脇幸博，川野亜紀，鈴木美紀，和田佳子，大越ひろ：食べやすい食肉のテクスチャー特性と咀嚼運動．家政誌，5：3-12，2004．
10) 岡田澄子：制度の高い嚥下訓練を目指して．言語聴覚研究，7：25-30，2010．
11) White III AA, Panjabi MM. Clinical Biomechanics of the Spine. JB Lippinvott, 1978.
12) Hislop HJ, Montgomery J:Daniel's and Worthingham's Muscle Testing: Rechniques of Manual Examination. 7th ed, W.B.Saunders, Philadelphia, p 17, 2002.
13) 岡田澄子，才藤栄一，飯泉智子，他：Chin down 肢位とは何か 言語聴覚士に対するアンケート調査．日本摂食・嚥下リハビリテーション学会雑誌，9：148-58，2005．
14) Okada S, Saitoh E, Palmer JB, et al.: What is the chin down posture? A questionnaire survey of speech language pathologist in Japan and the United States. Dysphagia, 22: 204-9, 2007
15) 日本摂食・嚥下リハビリテーション学会医療検討委員会：訓練法のまとめ（改訂 2010）．日摂食嚥下リハ学誌，14：661-2，2010．
16) 太田喜久夫，才藤栄一，松尾浩一郎：体位効果の組み合わせにおける注意．日摂食嚥下リハ会誌，6：64-7；2002．
17) Cantor, R, et al.: Maxillary speech prostheses for mandibular surgical defects. J Prosthet Dent, 22: 253-60, 1969.
18) Gibbons, P, et al.: A supportive-type prosthetic speech aid. J Prosthet Dent, 8: 362-9, 1958.
19) Tamura, F, et al.: Swalloaid, a new prosthetic appliance for edentulous elderly people with dysphagia : a case report. Journal of Disability and Oral Health, 3: 72-6, 2002.
20) 中島純子ほか：舌部分切除症例における舌接触補助床装着による嚥下動態の変化．日摂食嚥下リハ会誌，9：206-12，2005．
21) 若杉葉子ほか：ALS による嚥下障害患者に対し，歯科補綴的アプローチが即効した 1 例．耳鼻，52（補1）：S5-S10，2006．
22) 中山渕利ほか：脳血管障害による摂食・嚥下障害患者に対して舌接触補助床を用いた一症例．老年歯学，

23：404-11, 2009.
23) Wheel, RL, et al.: Maxillary reshaping prosthese: Effectiveness in improving speech and swallowing of post surgical oral cancer patient. J Prosthet Dent, 43: 313-9, 1980.
24) 谷口尚ほか：補綴治療による嚥下機能回復．耳鼻，50：54-9, 2004.
25) 大前由起雄ほか：舌前半部における舌アンカー機能の嚥下機能に及ぼす影響．耳鼻，44：301-4, 1998.
26) 植田耕一郎ほか：摂食・嚥下障害に対する機能改善のための義歯型補助具の危険性．老年歯学，2：123-0, 2010.
27) 河野令：地域高齢者の咬合力と介護予防因子との関連について．日老医誌，46：55-62, 2009.
28) 服部史子：高齢者における総義歯装着と嚥下機能の関連―Videofluorographyによる検討―．口病誌，71：102-11, 2004.
29) Tamura, F, et al.: Effects of edentulism on lingual functions during swallowing. Journal of Disability and Oral Health, 5: 83-7, 2004.
30) 田村文誉ほか：垂直的顎位と体位が嚥下機能に及ぼす影響―嚥下時の舌圧測定による検討―．補綴誌，47：66-75, 2003.
31) 鈴木美保ほか：高齢障害者のADLに対する歯科治療の効果．リハ医学，40：57-67, 2003.
32) Burkhead LM, Sapienza CM, Rosenbek JC: Strength-training exercise in dysphagia rehabilitation: principles, procedures, and directions for future research. Dysphagia, 22: 251-65, 2007.
33) 松尾浩一郎，才藤栄一，武田斉子，馬場尊，藤井航，小野木啓子，他：咀嚼及び重力が嚥下反射開始時の食塊の位置に及ぼす影響．日摂食・嚥下リハ会誌，6：179-86, 2002.
34) Palmer JB, Hiiemae KM, Matsuo K, Haishima H: Volitional control of food transport and bolus formation during feeding. Physiology & behavior, 91: 66-70, 2007.
35) 横山通夫，加賀谷斉，才藤栄一，藤井航：診断の指針 治療の指針 高齢者の嚥下障害．綜合臨床，57：138-39, 2008.
36) 岡田澄子：嚥下訓練のEBM 精度の高い嚥下訓練を目指して．言語聴覚研究，7：25-30, 2010.
37) 岡田澄子，稲本陽子：【口腔ケアと摂食・嚥下リハビリテーション】摂食・嚥下リハビリテーションの効果的な実践法 言語聴覚士の立場から．MEDICAL REHABILITATION, 35-42, 2010.
38) Logemann JA: Evaluation and treatment of swallowing disorders, 2nd(ed). Texus: PRO-ED, Inc. 1998.
39) Robbins J, Gangnon RE, Theis SM, Kays SA, Hewitt AL, Hind JA: The effects of lingual exercise on swallowing in older adults. Journal of the American Geriatrics Society, 53: 1483-9, 2005.
40) Lazarus C, Logemann JA, Huang CF, Rademaker AW: Effects of two types of tongue strengthening exercises in young normals. Folia phoniatrica et logopaedica : official organ of the International Association of Logopedics and Phoniatrics, 55: 199-205, 2003.
41) Robbins J, Kays SA, Gangnon RE, Hind JA, Hewitt AL, Gentry LR, et al.: The effects of lingual exercise in stroke patients with dysphagia. Archives of physical medicine and rehabilitation, 88: 150-8, 2007.
42) Rosenbek JC, et al., ed: Dysphagia in Movement Disorders. San Diego; Plural Publishing, 2009.
43) Dua KS, Ren J, Bardan E, Xie P, Shaker R: Coordination of deglutitive glottal function and pharyngeal bolus transit during normal eating. Gastroenterology, 112: 73-83, 1997.
44) Logemann JA: Swallowing physiology and pathophysiology. Otolaryngologic clinics of North America, 21: 613-23, 1988.
45) Inamoto Y, Saitoh E, Okada S, Kagaya H, Shibata S, Ota K, et al.: The Effect of Bolus Viscosity on Laryngeal Closure in Swallowing: Kinematic Analysis Using 320-Row Area Detector CT. Dysphagia, 2012.

46) Russell JA, Ciucci MR, Connor NP, Schallert T: Targeted exercise therapy for voice and swallow in persons with Parkinson's disease. Brain research, 1341: 3-11, 2010.

47) Sapienza C, Troche M, Pitts T, Davenport P: Respiratory strength training: concept and intervention outcomes. Seminars in speech and language, 32: 21-30, 2011.

48) Sapienza CM, Wheeler K: Respiratory muscle strength training: functional outcomes versus plasticity. Seminars in speech and language, 27: 236-44, 2006.

49) El Sharkawi A, Ramig L, Logemann JA, Pauloski BR, Rademaker AW, Smith CH, et al.: Swallowing and voice effects of Lee Silverman Voice Treatment (LSVT) : a pilot study. Journal of neurology, neurosurgery, and psychiatry, 72: 31-6, 2002.

50) Pitts T, Bolser D, Rosenbek J, Troche M, Okun MS, Sapienza C: Impact of expiratory muscle strength training on voluntary cough and swallow function in Parkinson disease. Chest, 135: 1301-8, 2009.

51) Wheeler KM, Chiara T, Sapienza CM: Surface electromyographic activity of the submental muscles during swallow and expiratory pressure threshold training tasks. Dysphagia, 22: 108-16, 2007.

索 引

■あ行

咽頭　39
咽頭嚥下　61
咽頭期　8, 10, 38, 109
咽頭腔　69
液体嚥下　31, 36, 65, 96, 109
嚥下　5, 7, 71
嚥下時無呼吸　73
嚥下惹起　67
嚥下惹起遅延　96
嚥下重症度分類　113
嚥下造影　87, 89, 103
嚥下調整食　127
嚥下内視鏡検査　87, 89
嚥下反射　61
嚥下反射遅延　2, 15, 115
嚥下前誤嚥　76, 96
嚥下誘発部位　2
オトガイ舌筋　70

■か行

外舌筋　70
下顎運動　51
下顎骨　49
下顎頭　49
顎関節　49
顎関節のROM運動　143
仮性球麻痺　66
空嚥下　63
加齢　65, 67
関節円板　49
間接訓練　142
寒冷刺激　3
義歯　138
気息性嗄声　95
起動ニューロン　63
気道防御　71, 148
球麻痺　66
頬筋の筋力増強訓練　144

切り替えニューロン　63
茎突舌筋　70
頸部回旋　132
口蓋咽頭筋　70
口蓋帆挙筋　70
口峡　2
口腔送り込み期　8, 9, 109
口腔準備期　8, 9, 109
交互嚥下　102
口呼吸　70
口唇閉鎖訓練　143
喉頭蓋　40, 70
喉頭閉鎖　149, 150
誤嚥　76
誤嚥性肺炎　72
呼吸　56, 70, 71
孤発嚥下　17, 78

■さ行

最終嚥下　38
作業側　49
姿勢　131
湿性嗄声　95
自動的嚥下　62
絞り込み運動　34
自由嚥下　35
重力　133
上部食道括約筋　40, 135
食形態　127, 142
食道期　8, 10, 113
食道入口部　40, 71
食物物性　31
食塊集積　33
随意的嚥下　62
声門　71
声門閉鎖　71, 76
声門閉鎖訓練　150
舌　39, 50, 70, 115
舌骨　56
舌骨上筋　39

舌骨舌筋　70
舌根後退訓練　145
舌接触補助床　135
舌尖挙上訓練　144
舌側方（捻転）運動訓練　146
舌背挙上訓練　145
舌保持嚥下　102
ゼリー化補助食品　127
先行期　19
造影剤　108
早期流入　15, 96, 109
装具　135
挿入嚥下　38
咀嚼　12, 30, 31, 51, 54, 67, 73, 77, 84, 114, 128, 142
咀嚼嚥下　16, 38, 64, 67, 87, 98, 113, 141
咀嚼訓練　142
咀嚼パターン発生器　13

■た行

唾液　31
中咽頭　33
直接訓練　146
頭頸部屈曲　131
等尺性舌筋力トレーニング　147
頭部挙上訓練　102
とろみ　129
とろみ調製食品　36, 107, 127

■な行

内舌筋　70
軟口蓋　39, 54, 56, 70, 109
軟口蓋挙上装置　135
二相性食物　6, 37, 101, 129
脳血管障害　66, 72

■は行

バリウム　107
鼻咽腔閉鎖　109
鼻呼吸　70

一口嚥下　10
複数回嚥下　102
プロセスモデル　5, 13, 15, 21, 28, 82, 113
平衡側　49
補食　114
ホワイトアウト　96

■ま行
命令嚥下　3, 16, 35, 84, 87

■ら行
リクライニング　133
リクライニング車椅子　105
梨状窩　41, 102
輪状咽頭筋　40
連続嚥下　10, 88
ローテーション　115

■数字・欧文
2期モデル　18
3D-CT　116
3期モデル　7, 82
4期連続モデル　3, 8, 82
5期モデル　19, 82
anticipatory stage　19
bolus aggregation　33
central pattern generator　71
chin down　131
command swallow　3, 4
CPS (cinsective pharyngeal swallow)　17
CT　116
dipper type　9
discrete swallow　10
DPS (delayed pharyngeal swallow)　65
EMST (expiratory muscle strength training)　151
fast closing　49
fast opening　49
five stage model　19
four sequential model for a discrete swallow　8
generator neurons　63
intercalated swallow　38
intra-bplus pressure　41
intra-narial larynx　23
IPS (isolated pharyngeal swallow)　17, 62, 78
isometric lingual strengthening　147
LSVT (Lee Silverman voice treatment)　151
manipulation　5
Mendelsohn手技　102
PAP (palatal augmentation prosthesis)　135
Parkinson病　72
partial glottal closure reflex　96
PDT (pharyngeal delay time)　65
pharyngeal swallow　61
PLP (palatal lift prosthesis)　135
premature leakage　15, 96, 09
processing　5, 30, 87, 114
pull back 運動　25, 27, 29
secondary swallow　18
sequential swallow　10
Shaker訓練　102
slow closing　49
slow opening　49
spontaneous swallow　62
squeeze back 運動　23, 25, 27, 34, 56, 115
stage Ⅰ transport　5, 25, 29, 114
stage Ⅱ transport　5, 15, 27, 29, 33, 54, 56, 67, 87, 114, 141, 150
STD (stage transition duration)　65
super supraglottic swallow　150
supraglottic swallow　150
swallowing reflex　61
switching neurons　63
tear drop　49
terminal swallow　38
thermal tactile stimulation　3
three sequential model　7
tipper type　9
VE (videoendoscopic evaluation of swallowing)　87
VF (videofluoroscopic examination of swallowing)　87, 89, 103
voluntary swallow　62

【監修略歴】

才藤　栄一
- 1980年　慶應義塾大学医学部卒業
- 1986年　慶應義塾大学医学部リハビリテーション科助手
- 1990年　東京都リハビリテーション病院リハビリテーション科医長
- 1995年　藤田保健衛生大学医学部リハビリテーション医学講座助教授
- 1998年　藤田保健衛生大学医学部リハビリテーション医学講座（現リハビリテーション医学Ⅰ講座）教授（～現在）
- 2007年　ジョンズホプキンス大学客員教授（～現在）
- 2011年　藤田保健衛生大学副学長（兼務，～現在）

【編集略歴】

松尾浩一郎
- 1999年　東京医科歯科大学歯学部卒業
- 1999年　東京医科歯科大学大学院医歯学総合研究科高齢者歯科学分野入学
- 2000年　藤田保健衛生大学医学部リハビリテーション医学講座研究員
- 2002年　ジョンズホプキンス大学医学部リハビリテーション講座研究員
- 2005年　ジョンズホプキンス大学医学部リハビリテーション講座講師
- 2008年　松本歯科大学障害者歯科学講座准教授
- 2013年　藤田保健衛生大学医学部歯科（現歯科・口腔外科）教授（～現在）

柴田　斉子
- 1994年　東京女子医科大学医学部卒業
- 2000年　藤田保健衛生大学医学部リハビリテーション医学講座助手
- 2003年　八尾はあとふる病院リハビリテーション科医長
- 2007年　関西医科大学医学部リハビリテーション科助教
- 2010年　藤田保健衛生大学医学部リハビリテーション医学Ⅰ講座助教
- 2012年　藤田保健衛生大学医学部リハビリテーション医学Ⅰ講座講師（～現在）

プロセスモデルで考える
摂食・嚥下リハビリテーションの臨床
咀嚼嚥下と食機能　　ISBN978-4-263-44383-5

2013年3月10日　第1版第1刷発行
2018年1月10日　第1版第4刷発行

監修　才藤　栄一
発行者　白石　泰夫
発行所　医歯薬出版株式会社

〒113-8612　東京都文京区本駒込1-7-10
TEL.（03）5395―7638（編集）・7630（販売）
FAX.（03）5395―7639（編集）・7633（販売）
https://www.ishiyaku.co.jp/
郵便振替番号 00190-5-13816

乱丁，落丁の際はお取り替えいたします　　印刷・あづま堂印刷／製本・皆川製本所
Ⓒ Ishiyaku Publishers, Inc., 2013. Printed in Japan

本書の複製権・翻訳権・翻案権・上映権・譲渡権・貸与権・公衆送信権（送信可能化権を含む）・口述権は，医歯薬出版（株）が保有します．
本書を無断で複製する行為（コピー，スキャン，デジタルデータ化など）は，「私的使用のための複製」などの著作権法上の限られた例外を除き禁じられています．また私的使用に該当する場合であっても，請負業者等の第三者に依頼し上記の行為を行うことは違法となります．

JCOPY ＜（社）出版者著作権管理機構　委託出版物＞
本書をコピーやスキャン等により複製される場合は，そのつど事前に（社）出版者著作権管理機構（電話 03-3513-6969，FAX 03-3513-6979，e-mail：info@jcopy.or.jp）の許諾を得てください．